W0303260

Das Notfall-Handbuch zum Aushängen –
Sofortmaßnahmen für alle wichtigen Notfall- und Krisensituationen

Teil A:
Erste-Hilfe-Maßnahmen von A bis Z

Teil B:
Reanimation für medizinisches Personal und im klinischen Umfeld

Teil C:
Sofortmaßnahmen für besondere Ereignisse

Teil D:
Regelungen für den Notfall/Notfallmanagement

Teil E:
Handlungs- und Arbeitshilfen

Hrsg.: Dr. med. Daniel Schmitz-Buchholz/Jan C. Behmann

Das Notfall-Handbuch zum Aushängen

Sofortmaßnahmen
für alle wichtigen Notfall- und Krisensituationen

FORUM

Bibliografische Information der Deutschen Bibliothek
Die Deutsche Bibliothek verzeichnet diese Publikation in der Deutschen Nationalbibliografie; detaillierte bibliografische Daten sind im Internet über http://dnb.dnb.de abrufbar.

© 2021 by FORUM VERLAG HERKERT GMBH
Mandichostraße 18
86504 Merching

Telefon: +49 (0)8233 381-123
Fax: +49 (0)8233 381-222
E-Mail: service@forum-verlag.com
Internet: www.forum-verlag.com

Dieses Verlagserzeugnis wurde nach bestem Wissen und nach dem aktuellen Stand von Recht, Wissenschaft und Technik zum Druckzeitpunkt erstellt. Der Verlag übernimmt keine Gewähr für Druckfehler und inhaltliche Fehler.

Alle Rechte vorbehalten. Das Werk einschließlich aller seiner Teile ist urheberrechtlich geschützt. Jede Nutzung in anderen als den gesetzlich zugelassenen Fällen bedarf der vorherigen schriftlichen Einwilligung des Verlags. Das gilt insbesondere für Vervielfältigungen, Übersetzungen, Mikroverfilmungen und die Einspeicherung in elektronischen Systemen.

Satz: Fotosatz Hartmann, 86441 Zusmarshausen
Druck: Druckerei Steinmeier, 86738 Deiningen
Printed in Germany

14. veränderte Auflage
ISBN 978-3-96314-577-3

Vorwort

Wie sich Mitmenschen in den ersten Minuten oder Sekunden nach Eintritt eines Notfalls oder einer Krisensituation verhalten, ist mit entscheidend für den Erfolg einer Rettungsmaßnahme. Statistisch gesehen muss jeder in seinem Leben einmal Erste Hilfe anwenden, doch was ist zu tun, wenn es wirklich ernst wird?

Zum einen ist der Arbeitgeber aufgrund gesetzlicher Bestimmungen dazu verpflichtet, Erste Hilfe in seinem Betrieb zu organisieren, zum anderen entspricht es unserer mitmenschlichen Pflicht, in Notfallsituationen helfend vor Ort zu sein.

Aus diesem Grund beinhaltet dieses Buch eine Auflistung der Sofortmaßnahmen in wichtigen Notfall- und Krisensituationen. Neben Handlungsanleitungen für Erste Hilfe werden auch spezielle Ereignisse wie etwa Brand oder Einsturz erläutert.

Es ist empfehlenswert, jeweils ein Exemplar in allgemein zugänglichen Räumen aufzubewahren. Der Aushang eines Buches neben den Erste-Hilfe-Kästen und am Schwarzen Brett liegt nahe – damit im Notfall jeder schnell darauf zugreifen kann.

Notfall- und Krisensituationen können überall und jederzeit passieren – seien Sie darauf vorbereitet!

Die Herausgeber und die Forum Verlag Herkert GmbH
Mai 2021

Quellennachweis Umschlagbilder:
© highwaystarz – stock.adobe.com

Quellennachweis Bilder im Innenteil:
Andrea Amador, Stefanie Hafeneder, Barbara Poschwatta, Marvin Thamm
S. 35, S. 37, S. 48: © Henrie – Fotolia.com

Die Darsteller:
Frederike Bockermann, Denise Hartung, Jakob Stubert, Achim Thamm, Marvin Thamm

Haftungsausschluss
Dieses Verlagserzeugnis wurde nach bestem Wissen und nach dem aktuellen Stand von Recht, Wissenschaft und Technik zum Druckzeitpunkt erstellt. Die Autoren haben die Inhalte mit äußerster Sorgfalt und nach eingehender Recherche geschrieben. Gegenüber den Autoren, Programmierern und dem Verlag begründet dieses Erzeugnis keine Auskunfts- oder Beratungspflicht und auch keine anderweitige Bindungswirkung.

Die individuellen Gegebenheiten jedes Einzelfalls gebieten es, dass keine Gewähr für Verbindlichkeit und Vollständigkeit der in diesem Erzeugnis enthaltenen Darstellungen und Aussagen gegeben werden kann.

Der Verlag übernimmt keine Gewähr für Druckfehler und inhaltliche Fehler.

Alle Rechte vorbehalten.

Nachdruck und Vervielfältigung – auch auszugsweise – nicht gestattet.

Bitte beachten Sie:
Die medizinischen Erkenntnisse entwickeln sich immer weiter. Herausgeber und Autoren haben dieses Werk mit großer Sorgfalt geschrieben und geprüft, damit die Angaben dem derzeitigen Kenntnisstand entsprechen. Insbesondere bei Angaben zu den Arzneimitteln müssen vor der Verordnung bzw. Verabreichung trotzdem Indikation, Applikationsform und Dosierung geprüft werden. Es kann keinerlei Gewähr für die Korrektheit, Vollständigkeit, Aktualität oder Qualität der bereitgestellten Informationen übernommen werden. Es wird kein Anspruch auf Allgemeingültigkeit erhoben.

Für die richtige Anwendung der Informationen und Hinweise hat der Anwender selbst Sorge zu tragen.

Dieses Handbuch ersetzt nicht die Teilnahme an einem Erste-Hilfe-Kurs.

Inhaltsverzeichnis

Die neuen Reanimations-Leitlinien 2021

Die neuen Reanimationsleitlinien 2021, für erfahrene Leser sicherlich eine Irritation, denn die Reanimationsleitlinien erscheinen alle fünf Jahre und die letzten wurden 2015 publiziert. Aber die Angabe stimmt. Die geplante Aktualisierung 2020 wurde verschoben – Corona hat auch diesen Bereich gründlich durcheinander gewirbelt und für eine andere Schwerpunktsetzung gesorgt. Statt der Aktualisierung gab es in 2020 spezielle Corona-Leitlinien zur Ersten Hilfe. Schon mal vorab: Diese gelten auch weiterhin in den entsprechenden Situationen. Zusätzlich wurden Ende März 2021 die aktualisierten generellen Leitlinien zur Ersten Hilfe und Reanimation veröffentlicht – also mit einem halben Jahr Verspätung zum sonst üblichen Turnus.

Was bedeutet das jetzt für die Praxis? Es gibt aktualisierte Leitlinien Stand 2021 mit einigen Änderungen im Aufbau der Leitlinien und auch in der Umsetzung von Reanimation und Erste-Hilfe-Maßnahmen. Außerdem existieren weiterhin die COVID-19-Leitlinien zur Ersten Hilfe und Reanimation. Diese sind im April 2020 veröffentlicht worden und nach Prüfung unverändert parallel gültig.

Welche Bedeutung haben die Leitlinien? Sie sind als Handlungsempfehlungen zu betrachten – so die grundlegende Aussage der Fachgesellschaften und Organisationen, die für die Erstellung und Anpassung der Leitlinien zuständig sind.

Grundsätzlich gilt: Die Leitlinien sollen nicht als einzig gangbarer Weg der Reanimation verstanden werden. Die Autoren beschreiben sie vielmehr als Wiedergabe der weithin „akzeptierten Ansicht, wie Wiederbelebung sicher und effektiv durchgeführt werden soll" (vgl. ERC, 2015). Die Leitlinien basieren auf wissenschaftlichen Grundlagen, über die breiter internationaler Konsens besteht. Dem International Liaison Committee on Resuscitation (internationaler Ausschuss für die Zusammenarbeit über die Reanimation, ILCOR, www.ilcor.org) gehören folgende Organisationen an:

- American Heart Association (AHA)
- European Resuscitation Council (ERC)
- Heart and Stroke Foundation of Canada (HSFC)
- Australian and New Zealand Committee on Resuscitation (ANZCOR)
- Resuscitation Council of Southern Africa (RCSA)
- Inter-American Heart Foundation (IAHF)
- Resuscitation Council of Asia (RCA)

Diese werten Studien zur Reanimation aus und veröffentlichen ihre Schlussfolgerungen. Das ist dann die Basis für die ERC. Sie entwickelt daraus die Leitlinien bzw, passt die bestehenden Leitlinien an die aktuellen medizinischen Erkenntnisse an.

Die Leitlinien beinhalten die Bereiche

- Kurzdarstellung
- Basismaßnahmen zur Wiederbelebung Erwachsener und Verwendung automatisierter externer Defibrillatoren
- Erweiterte Reanimationsmaßnahmen für Erwachsene
- Kreislaufstillstand unter besonderen Umständen
- Postreanimationsbehandlung
- Lebensrettende Maßnahmen bei Kindern
- Die Versorgung und Reanimation des Neugeborenen
- Das initiale Management des akuten Koronarsyndroms
- Erste Hilfe
- Ausbildung und Implementierung der Reanimation
- Ethik der Reanimation und Entscheidungen am Lebensende
- Epidemiologie

Die einzelnen Kapitel können unter www.grc-org.de heruntergeladen werden.

Wichtig!
Solange die Corona-Pandemie anhält, gelten parallel die COVID-19-Leitlinien und die allgemeinen Reanimationsleitlinien (Stand 2021). Vor der Durchführung der Ersten Hilfe muss eine Risikoabwägung erfolgen, um dann entsprechend nach den „normalen" oder den COVID-19-Leitlinien zu handeln. Diese Risikoabwägung darf aber nicht zu viel Zeit beanspruchen, denn es ist ja schnelles Handeln in Notfallsituationen erforderlich. Das bedeutet: Die COVID-19-Leitlinien gelten für alle Betroffenen, bei denen eine COVID-19-Erkrankung/eine SARS-CoV-2-Infektion vermutet oder bestätigt ist. Besteht Unsicherheit, dann soll eine kurze Risikoabwägung erfolgen. In die soll auch die generelle Prävalenz von SARS-CoV-2 einfließen und solange die Inzidenz-Zahlen hoch sind, ist deswegen von einer höheren Wahrscheinlichkeit auszugehen, dass der Betroffene ebenfalls infiziert ist.

COVID-19 und die Auswirkungen auf Erste Hilfe und Reanimation

SARS-CoV-2 und die COVID-19-Erkrankung haben Auswirkungen auf alle Lebensbereiche und damit auch auf die Erste Hilfe und das richtige Verhalten bei lebensbedrohlichen akuten Erkrankungen wie einem Herz-Kreislauf-Stillstand.

Weiterhin ist jeder zur Erste-Hilfe-Leistung und zum Eingreifen in Notfallsituationen verpflichtet. Aber gleichzeitig muss der Eigenschutz gewährleistet bleiben. Eine Infektion mit SARS-CoV-2 in Kauf zu nehmen, um ein anderes Leben zu retten, ist nicht verboten, aber es ist auch nicht im Sinn des Eigenschutzes, nicht entsprechende Maßnahmen zu ergreifen, um ein entsprechendes Übertragungsrisiko auszuschließen. Das bedeutet, solange die COVID-19-Pandemie besteht, sind entsprechende Maßnahmen zu ergreifen, um einer potenziellen Infektionsübertragung vorzubeugen, In den Leitlinien der ERC werden folgende allgemeine Verhaltensmaßregeln genannt[1)]:

Erste Hilfe: Grundannahmen

- Annahme: Jedes Opfer hat COVID-19.
- Haushaltsmitglieder von Opfern sind wahrscheinlich sowieso bereits mit dem Virus in Kontakt gekommen und deswegen eher bereit, Erste Hilfe zu leisten.

Erste Hilfe: Verhaltensmaßregeln

- Empfehlungen zur sozialen Distanz und zum Einsatz von Schutzausrüstung befolgen.
- Eigenschutz und Opferschutz sollten gewahrt sein.
- Bei Garantenstellung sollte Schutzausrüstung angelegt werden und sofort Erste Hilfe geleistet werden.

1) Vgl. dazu COVID-19-Leitlinien des European Resuscitation Council in der deutschen Übersetzung des GRC – Stand 24. April 2020, www.grc.org – letzter Zugriff am 07.07.2020.

- Reaktions- und handlungsfähigen Betroffene
  - Erste-Hilfe-Ratschläge aus sicherer Entfernung (ca. 2 m Abstand) geben.
  - Bei Verfügbarkeit sollte der Betroffene eine Maske oder Gesichtsbedeckung tragen.
  - Bei Erste-Hilfe-Maßnahmen durch Haushaltsmitglieder ggf. Anleitung zur Durchführung geben.
  - Bereitstellen von Materialien ggf. außerhalb des Kontaktbereichs (z. B. Verbandmaterial).
- Nicht reagierende oder nicht handlungsfähige Opfer
  - Direkte Versorgung
  - Risiko einer Virusübertragung für alle Beteiligten

Erste Hilfe: Reihenfolge der Maßnahmen

- Anfordern medizinischer Hilfe (Notruf absetzen)
- Handschuhe anlegen, soweit verfügbar
- Mund-Nasen-Schutz oder Gesichtsbedeckung tragen, soweit verfügbar
- Mund-Nasen-Schutz oder Gesichtsbedeckung für das Opfer, soweit verfügbar
- Berühren von Oberflächen nur dann, wenn notwendig
- Expositionszeit begrenzen → nur die notwendige direkte Erste Hilfe leisten (Beispiele: Kontrolle von Blutungen, Anlegen von Verbänden, Verwenden von Autoinjektoren z. B. Adrenalin, Beurteilen der Reaktionsfähigkeit durch Schütteln oder lautes Ansprechen, Umlagern)

Erste Hilfe: Nachsorge

- Persönliche Schutzausrüstung: sachgerecht entfernen und entsorgen
- Hände waschen mit Wasser und Seife mindestens 20 Sekunden
- Kleidung waschen
- Bereitschaft zur Selbstisolation und Befolgen der weiteren Vorgaben bei Entwicklung von COVID-19-Symptomen

Wiederbelebung bei Patienten mit COVID-19 – Grundlagen

Risiken

SARS-CoV-2 wird vor allem über Atemwegssekrete übertragen. Dies kann direkt vom Patienten oder auch indirekt über den Kontakt (die Berührung) kontaminierter Flächen passieren. Es ist bekannt, dass insbesondere den Aerosolen eine besondere Bedeutung zukommt.

Minimale persönliche Schutzausrüstung zum Schutz vor Tröpfchen

- Einmalhandschuhe
- Kurzärmliger Schutzkittel
- Flüssigkeitsbeständige chirurgische Maske
- Augen- und Gesichtsschutz

Minimale persönliche Schutzausrüstung zum Schutz vor Luftpartikeln

- Einmalhandschuhe
- Kurzärmliger Schutzkittel
- Atemschutzmaske FFP3 oder N99-Maske/Beatmungsgerät (FFP2 oder N95, wenn FFP3 nicht verfügbar ist)
- Augen- und Gesichtsschutz

Risiken durch Wiederbelebungsmaßnahmen und Handlungsempfehlungen

- Aerosole können durch Thoraxkompressionen und kardiopulmonale Wiederbelebung erzeugt werden (Annahme der ILCOR).

Handlungsempfehlungen im Überblick

- Reanimation durch Laienhelfer/geschulte Ersthelfer:
  - nur Thoraxkompression oder AED-Anwendung
- Reanimation durch Laienhelfer bei Kindern:
  - Thoraxkompression oder AED-Anwendung zusätzlich Atemspende
- Reanimation durch Angehörige von Gesundheitsberufen:
  - Tragen von persönlicher Schutzausrüstung bei der Wiederbelebung
  - ggf. vor Anlegen der Schutzausrüstung Defibrillation (wenn Nutzen Risiken überwiegt)

Wiederbelebung/kardiopulmonale Reanimation

- Atemkontrolle nur noch durch Überstrecken des Nackens mit Anheben des Kinns und Beobachten von Brustkorbbewegungen
- Keine Annäherung an das Gesicht des Opfers
- Vorgehen grundsätzlich
  1. Keine Reaktion auf Ansprache und keine sichtbare Atembewegung (**PRÜFEN**)
  2. Alarmieren des Rettungsdiensts (**RUFEN**)
  3. Beginn mit der Herzdruckmassage (**DRÜCKEN**) und ggf. Einsatz des AED (automatisierter externer Defibrillator)
- Verzicht auf Atemspende (ggf. Abwägen und z. B. bei Personen aus dem eigenen Haushalt durchführen)
- Ggf. Eigenschutz der Ersthelfer durch Bedecken von Mund und Nase des Betroffenen mit einem luftdurchlässigen Tuch

Wiederbelebung/kardiopulmonale Reanimation bei Kindern

- Atemspende besonders wichtig – Annahme, dass v. a. medizinisch erfahrene Ersthelfer Kinder wiederbeleben, Nutzen der Atemspende für die Überlebenschance deutlich höher als bei Erwachsenen

Wiederbelebung durch medizinisches Fachpersonal

- Schutz durch geeignete persönliche Schutzausrüstung
- Erwägen der Nutzung von Defibrillatoren

Vorsichtsmaßregeln während der COVID-19-Pandemie

Die Leitlinien von 2015 gelten weiterhin. Während der COVID-19-Pandemie sind besondere Vorsichtsmaßregeln zu beachten, um den Eigenschutz zu gewährleisten.

Bei allen Anleitungen, bei denen deswegen spezielle Verhaltensregeln zu beachten sind, weist ein Hinweiskasten darauf hin und ermöglicht so, den Eigenschutz zu gewährleisten und gleichzeitig adäquate Erste Hilfe Maßnahmen einzuleiten.

Spezielle Verhaltensmaßregeln siehe → Verweis auf die entsprechende Seite

Anzeichen des lebensbedrohenden Notfalls

Wie erkennt man einen lebensbedrohenden Notfall? Es gibt bestimmte Anzeichen, die übrigens auch von einem medizinisch nicht Vorgebildeten wahrgenommen werden können:

1. **(Plötzliche) Bewusstlosigkeit:**
   Der Patient reagiert weder auf Ansprache noch auf Schmerzreiz, evtl. ist auch keine Atmung oder kein Puls wahrnehmbar.

2. **(Heftiger) Brustschmerz:**
   Schmerz strahlt u. U. in den Bauch und den linken Arm aus.

3. **Atemnot:**
   Der Patient bekommt keine Luft und fühlt sich ausgesprochen schlecht.

4. **Schwere Blutung:**
   Große Verletzungen, Blut spritzt im Pulsrhythmus aus der Wunde, starke Blutung aus den Körperöffnungen oder in die Körperhöhlen.

5. **Schock:**
   Der Patient erleidet ein Kreislaufzusammenbruch, ist blass, hoher flacher Puls (über 100/min), friert, ist schwach bis benommen, manchmal auch panisch, er hat Angst.

6. **Drogen/Medikamentennotfall:**
   Der Patient hat Drogen oder Medikamente genommen und fühlt sich in der Folge äußerst schlecht, siehe obige Anzeichen.

Was ist im Notfall zu tun?

Es kann immer und überall passieren: Eine Kollegin/Ein Kollege presst sich am Arbeitsplatz plötzlich die Hand an die linke Brust und stürzt zu Boden, in einer Imbissbude läuft heißes Fett über die Hand einer Angestellten/eines Angestellten, ein Handwerker fällt von der Leiter, ein Brand entsteht usw.

Grundsätzlich gilt in einer Notfall- und Krisensituation Folgendes:

- **Ruhe bewahren (3 x tief durchatmen)!**
- **Die Situation erkennen und sich einen ersten Überblick verschaffen!**
- **Nicht kopflos handeln, sondern überlegt vorgehen (Hektik vermeiden)!**
- **Die eigene Sicherheit berücksichtigen und die Unfallstelle absichern!**
- **Notruf absetzen und Sofortmaßnahmen durchführen! Wenn möglich, einen weiteren Helfer den Notruf ausführen lassen und sofortige Betreuung durchführen.**
- **Erste Hilfe leisten! Benutzen Sie Einmalhandschuhe, vor allem bei Blutungen!**
- **Wenn nötig und möglich, andere Menschen direkt zur Mithilfe auffordern! Zuschauer wegschicken!**
- **Sprechen Sie den Betroffenen an und sagen Sie ihm jeden Schritt, den Sie als Nächstes unternehmen werden.**
- **Wichtig ist die Betreuung/Zuwendung des Ersthelfers bis zum Eintreffen des Rettungsdienstes. Lassen Sie den Verletzten möglichst nicht alleine!**

Vorsichtsmaßregeln während der COVID-19-Pandemie

Persönliche Schutzausrüstung

Wenn verfügbar Mund-Nasen-Schutz nutzen und ggf. dem Opfer ein luftdurchlässiges Tuch über Mund und Nase legen oder zum Tragen eines Mund-Nasen-Schutzes ermutigen.

Abstand halten

Wenn möglich Abstand von 2 m halten und ggf. zur Durchführung der Maßnahmen anleiten.

Der Notruf

24 Stunden am Tag, 365 Tage im Jahr erreichbar.

Rettungsdienst / Notarzt:			
	Deutschland	**Tel.:**	**112**
	Österreich	**Tel.:**	**144 (oder 112)**
	Schweiz	**Tel.:**	**144 (oder 112)**
Polizei:			
	Deutschland	**Tel.:**	**110 (oder 112)**
	Österreich	**Tel.:**	**133 (oder 112)**
	Schweiz	**Tel.:**	**117 (oder 112)**
Feuerwehr:			
	Deutschland	**Tel.:**	**112**
	Österreich	**Tel.:**	**122**
	Schweiz	**Tel.:**	**118 (oder 112)**

Eine Fehlalarmierung aufgrund einer Fehleinschätzung ist für Ersthelfer nicht kostenpflichtig. Ein Notruf kann von jedem Telefon aus immer kostenlos erfolgen, dies gilt für Mobiltelefone und auch – soweit noch vorhanden – für Telefonzellen.

Die 5 W-Fragen des Notrufs

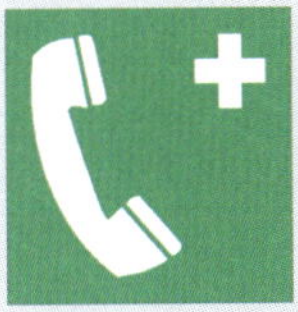

Wo	**ist etwas passiert?**
Was	**für ein Notfall ist passiert?**
Wie viele	**Personen (Geschädigte) sind betroffen?**
Welche	**Art von Verletzungen/Erkrankungen sind ersichtlich?**
Warten	**auf Rückfragen!**

Wo?
Genaue Angabe über den Notfallort, exakte Adresse und Etage, markante Punkte, Raumnummer.

Was?
Kurzbeschreibung, was passiert ist.

Wie viele?
Wenn mehr als eine Person betroffen ist, ungefähre Angabe der Anzahl der Betroffenen.

Welche?
Grobbeschreibung der möglichen/angenommenen Verletzung/Erkrankung.

Warten!
Nicht auflegen, der Disponent beendet das Gespräch.

Ein genauer Notruf ist das Fundament für einen reibungslosen Rettungseinsatz.

Sprechen Sie ruhig und nehmen Sie sich Zeit. Umso schneller ist Hilfe vor Ort!

Sie müssen sich die W-Fragen nicht merken, der Disponent wird Sie abfragen.

Die Rettungskette

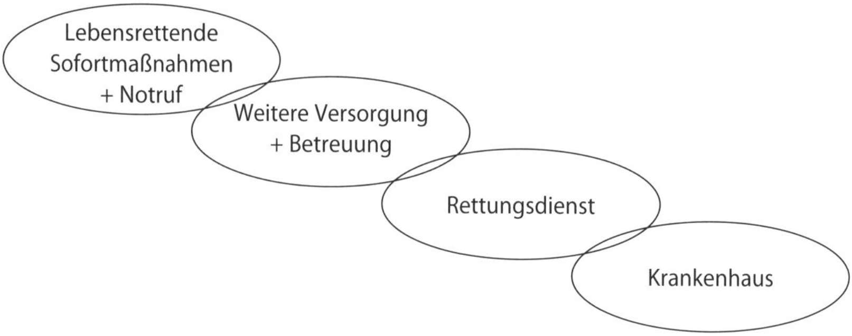

Diese Schritte der Rettungskette greifen ineinander und sorgen dafür, dass dem Betroffenen schnelle Hilfe widerfährt!

Der Eigenschutz und das Absichern der Unfallstelle werden bei der Rettungskette als selbstverständlich vorausgesetzt.

Eigenschutz bedeutet, in Notfallsituationen für Leib und Leben gefährliche Situationen zu erkennen und Vorkehrungen zu treffen, um auftretende Risiken zu minimieren. Das schließt die Verwendung von Hilfsmitteln ein. Der Eigenschutz ist ein Handlungsprinzip, das von allen Beteiligten (Ersthelfer und professionelle Helfer) in jeder Phase eines Einsatzes beachtet werden muss.

Den lebensrettenden Sofortmaßnahmen geht die Sicherung des Eigenschutzes voraus, einzelne Maßnahmen haben zu unterbleiben, wenn sie nur unter Gefahr für Leib und Leben des Ersthelfers durchzuführen wären.

Unterlassene Hilfeleistung – § 323c Strafgesetzbuch (StGB)

Der Gesetzgeber hat in § 323c StGB eindeutig festgelegt:

„Wer bei Unglücksfällen oder gemeiner Gefahr oder Not nicht Hilfe leistet, obwohl dies erforderlich und ihm den Umständen nach zuzumuten, ***insbesondere ohne erhebliche eigene Gefahr*** und ohne Verletzung anderer wichtiger Pflichten möglich ist, wird mit Freiheitsstrafe bis zu einem Jahr oder mit Geldstrafe bestraft."

→ Sie müssen sich nicht selbst gefährden oder andere wichtige Pflichten verletzen. Aber ein Notruf ist immer zuzumuten!
→ „Andere wichtige Pflichten" sind keine Termine!

Eine Hilfe ist nicht erforderlich, wenn sicher ist, dass anderweitig sofort Hilfe geleistet wird. Wenn mehrere potenzielle Helfer am Unfallort anwesend sind, kann sich niemand damit herausreden, dass die anderen ja Hilfe hätten leisten können; jeder Helfer muss vielmehr dafür Sorge tragen, dass Hilfe geleistet wird - entweder in eigener Person oder indem man sich vergewissert, dass ein anderer Hilfe leistet.

Hilfe ist auch nicht erforderlich, wenn die Hilfe von vornherein aussichtslos ist. Dies kann aber nur in wenigen Fällen angenommen werden, z. B. wenn das Opfer bereits offensichtlich tot ist (sichere Todeszeichen).

Verhaltensmaßregeln während der COVID-19-Pandemie

Die Pflicht zur Leistung Erster Hilfe gilt auch während der Pandemie. Allerdings kann dies bei Risikopatienten auch bedeuten, dass diese „nur" einen Notruf absetzen und keine direkte Erste Hilfe leisten.

Bin ich als Ersthelfer versichert?

Gemäß SGB VII; § 2 „Versicherung kraft Gesetzes"; Abs. 1, Nr. 13a sind Ersthelfer kraft Gesetzes persönlich und materiell über die örtliche Landesunfallkasse versichert.

Hierzu besagt § 2 Abs. 1, Nr. 13a SGB VII:

„Kraft Gesetzes sind versichert Personen, die bei Unglücksfällen oder gemeiner Gefahr oder Not Hilfe leisten oder einen anderen aus erheblicher gegenwärtiger Gefahr für seine Gesundheit retten."

Ersthelfer haben mit der Kostenabwicklung nichts zu tun – auch dann nicht, wenn sie in guter Absicht Rettungsmittel anfordern, diese aber später doch nicht benötigt werden.

Jeder Ersthelfer ist somit automatisch gegen Körperschäden gesetzlich versichert. Sachschäden oder Auslagen werden in der Regel durch die Versicherungen der Unfallbeteiligten ersetzt.

Selbst wenn in der Aufregung einmal eine Erste-Hilfe-Anwendung nicht richtig gelingt, kann ein Laienhelfer dafür nicht strafrechtlich belangt werden.

Haftbarkeit des Ersthelfers

Als (Laien-)Ersthelfer, der nach bestem Wissen und Gewissen Erste Hilfe leistet, müssen Sie keine Angst vor Haftungsfragen haben. Dabei wird z. B. bei bestimmten Berufsgruppen, so bei Notfallärzten oder Rettungspersonal, der Einsatz des erworbenen Sonderwissens erwartet (sog. Garanten).

Nur im Falle von Vorsatz (Absicht) oder grober Fahrlässigkeit ist überhaupt eine Haftbarkeit bei (Laien-)Ersthelfern möglich.

Im betrieblichen Bereich besteht sogar ein Haftungsprivileg, wonach eine Haftung nur bei Vorsatz möglich ist. Bei grober Fahrlässigkeit ist Regressnahme durch den Unfallversicherungsträger denkbar, was in der Regel aber ausgeschlossen werden kann.

Auch arbeits- oder disziplinarrechtliche Maßnahmen können in der Regel ausgeschlossen werden.

Hinweis:
Der Transport in einem Privat- oder Dienst-PKW sollte tabu sein! Sie gefährden unter Umständen Ihren Versicherungsschutz.

! *Ansprüche des Ersthelfers bei eigenen Schäden können direkt an den Verletzten gestellt werden. So können gegen den Verletzten die Aufwendungen für unvermeidbare Sach- und Körperschäden gerichtet werden, sofern die Durchführung der Erste-Hilfe-Maßnahmen im Interesse des Verletzten war.*

Auch bei Schäden im Rahmen von Erste-Hilfe-Leistungen, die im Betrieb oder auf Arbeits- bzw. Dienstwegen entstehen, kann der Ersthelfer Entschädigung verlangen: Für Sachschäden haftet der Unternehmer, für Personenschäden der für den Verletzten zuständige Unfallversicherungsträger.

In Fällen der Hilfeleistung in der Freizeit, zu Hause oder im Urlaub kann der Ersthelfer seine Ansprüche gegen den zuständigen gemeindlichen Unfallversicherungsträger richten, der Ersthelfer kraft Gesetzes beitragsfrei im Rahmen der gesetzlichen Unfallversicherung gegen Personen- und Sachschäden versichert, die im Zusammenhang mit Hilfeleistungen erfolgen.

Teil A: Erste-Hilfe-Maßnahmen von A bis Z

Allgemeine Regeln – Auffinden einer Person

Vorsichtsmaßregeln während der COVID-19-Pandemie

Handschuhe anziehen (wenn verfügbar)

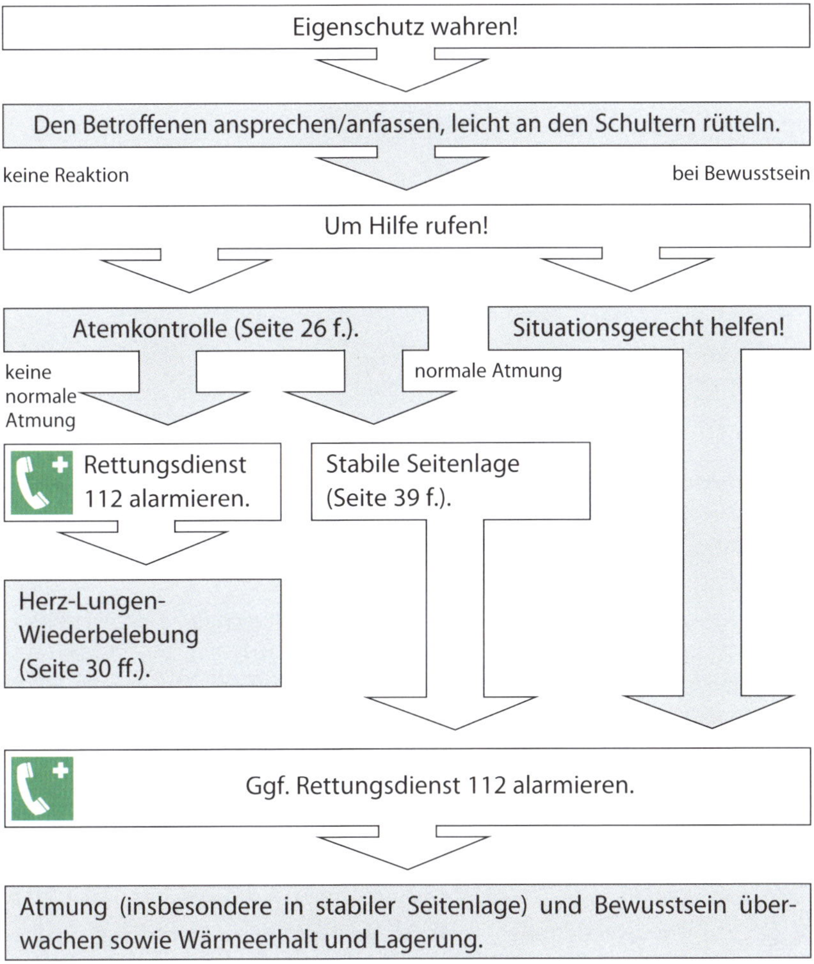

Allgemeine Regeln – Atemkontrolle

Vorsichtsmaßregeln während der COVID-19-Pandemie

Persönliche Schutzausrüstung (soweit verfügbar)

- Handschuhe anziehen
- Mund-Nasen-Schutz nutzen

Atemkontrolle

Die Atmung nicht fühlen und die eigene Wange **NICHT** dicht an Wange und Nase des Bewusstlosen halten. Nur eine Sichtkontrolle durchführen.

Den Betroffenen ansprechen/anfassen, leicht an den Schultern rütteln.

↓ keine Reaktion

Um Hilfe rufen!

↓

Kontrollieren Sie die Atmung. Den Betroffenen mit der einen Hand am Kinn, mit der anderen an der Stirn fassen und seinen Kopf vorsichtig überstrecken (nach hinten legen) und das Kinn anheben.

↓

Sie fühlen die Atmung des Betroffenen, wenn Sie Ihre Wange dicht über den Mund und die Nase des Bewusstlosen halten. Blicken Sie auf dessen Brustkorb und beobachten Sie, ob sich der Bauch hebt und senkt. Nicht länger als 10 Sekunden sehen, hören und fühlen.

↓

Der Betroffene ist bewusstlos. Notruf/Rettungsdienst 112 alarmieren oder durch einen Helfer alarmieren lassen.

↓

normale Atmung	keine normale Atmung
Stabile Seitenlage S. 39 ff.	Herz-Lungen-Wiederbelebung S. 30 ff.

Wenn offensichtlich Fremdkörper die Atemwege blockieren, räumen Sie den Mund des Betroffenen vor der Atemkontrolle aus, nachdem Sie dessen Kopf auf die Seite gedreht haben. Beachten Sie Ihren Eigenschutz und benutzen Sie dabei ggf. Einweghandschuhe (siehe Fremdkörper Atemwege Seite 64 ff.).

Allgemeine Regeln – Atemkontrolle

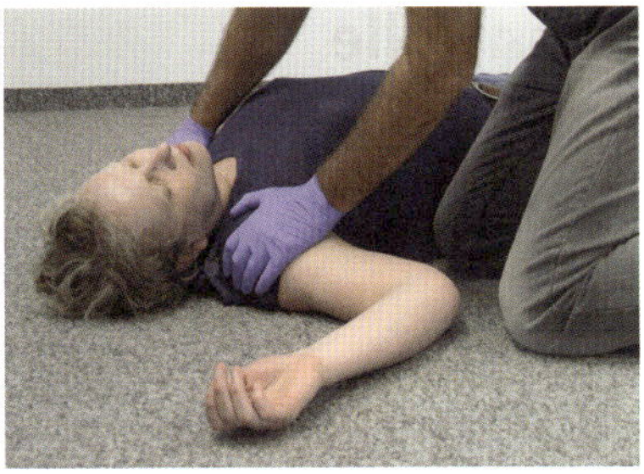

Bewusstseinszustand prüfen
Ansprechen, berühren, leicht an den Schultern rütteln und auf mögliche Reaktionen achten.

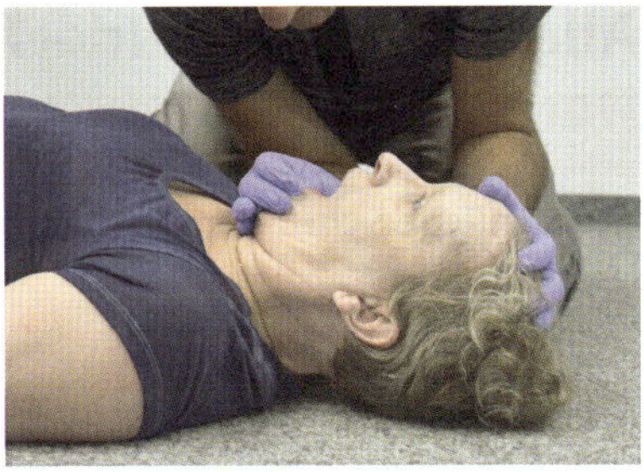

Kopf überstrecken
Den Betroffenen an Kinn und Stirn fassen und seinen Kopf vorsichtig überstrecken (nach hinten legen) und das Kinn anheben.

COVID-19 STOP

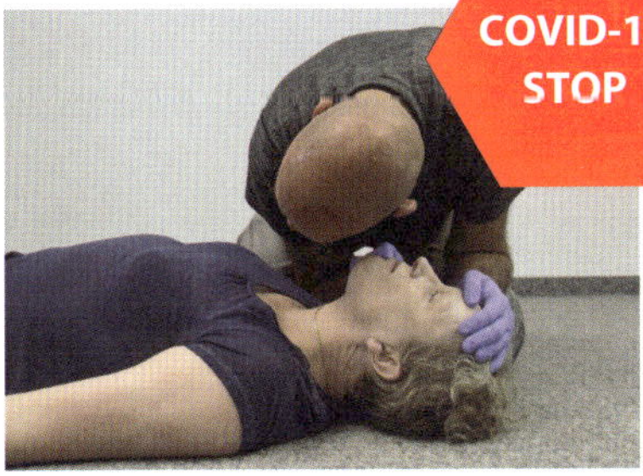

Hören, sehen, fühlen
Die Wange dicht über Mund und Nase des Bewusstlosen halten. Hören und fühlen Sie, ob der Betroffene atmet. Blicken Sie auf dessen Brustkorb und beobachten Sie, ob sich der Bauch hebt und senkt.

Vorsichtsmaßregeln während der COVID-19-Pandemie

Atemkontrolle

Die Atmung nicht fühlen und die eigene Wange **NICHT** dicht an Wange und Nase des Bewusstlosen halten. Nur eine Sichtkontrolle durchführen.

=> Wenn der Betroffene atmet, bringen Sie ihn in die stabile Seitenlage (Seite 39 ff.).

=> Bei Atemstillstand führen Sie die Herz-Lungen-Wiederbelebung durch (Seite 30 ff.).

Herz-Lungen-Wiederbelebung/ Herz-Kreislauf-Stillstand bei Erwachsenen – COVID-19-Verdacht/-Diagnose

Anzeichen: Keine normale Atmung, keine Atembewegung, keine Ausatemluft, Schnappatmung, nur noch einzelne Seufzer, langsames plus mühsames Atmen. Das Gesicht ist blass bis bläulich (Ohrläppchen und Lippen) ➔ s. Atemkontrolle Seite 26 f.

Hinweis: Kurze krampfanfallähnliche Bewegungen können vor einem Kreislaufstillstand auftreten. Danach folgen die benannten Anzeichen: Der Betroffene reagiert nicht mehr und atmet nicht mehr normal.

Lautes Ansprechen

Schütteln des Betroffenen

Keine Reaktion

Atmung durch Sichtkontrolle prüfen: normale Atmung ja/nein
Keine Prüfung durch Öffnen der Atemwege oder Fühlen/Hören neben Mund/Nase des Opfers

Rettungsdienst 112 alarmieren. Wenn möglich einen weiteren Helfer anrufen lassen oder Freisprecheinrichtung des Telefons nutzen.

Automatisierten externen Defibrillator holen lassen (Betroffenen nicht allein lassen).

Wenn möglich Tuch/Handtuch über Mund und Nase des Opfers

↓

Einen Handballen auf Mitte der Brust (entspricht der unteren Hälfte des Brustbeins) auflegen.

↓

Den Handballen der anderen Hand auf den Handrücken der bereits liegenden Hand aufsetzen. Die Finger verschränken und die der unteren Hand hochziehen. Schultern senkrecht über das Brustbein stellen und Ellenbogen durchdrücken. Nur der Handballen der unteren Hand berührt den Oberkörper des Betroffenen.

↓

Das Brustbein nun 5 bis 6 cm tief eindrücken in einer Frequenz von 100 bis 120 pro Minute und nach jeder Kompression völlig entlasten, ohne den Kontakt zu verlieren. Nicht auf den Betroffenen lehnen.

↓

Unterbrechen Sie nur, wenn der Betroffene sich aktiv zu bewegen beginnt oder die Augen öffnet oder normal atmet oder das Bewusstsein wieder erlangt. Patient dann weiter beobachten und bei Bedarf wieder mit der Reanimation beginnen.

Nach der Reanimation

- Händewaschen mit Wasser und Seife oder Desinfektion mit Handgel auf Alkoholbasis
- Kontaktaufnahme mit Gesundheitsbehörden zur möglichen Einleitung von Screeningmaßnahmen

Wenn sich der Brustkorb nicht hebt:

- *Ist der Kopf ausreichend in den Nacken gestreckt?*
- *Ist das Kinn angehoben?*

Herz-Lungen-Wiederbelebung/ Herz-Kreislauf-Stillstand bei Erwachsenen

Maßnahmen während der COVID-19-Pandemie

Persönliche Schutzausrüstung (soweit verfügbar)

- Handschuhe anziehen
- Mund-Nasen-Schutz nutzen

Atemkontrolle

Die Atmung nicht fühlen und die eigene Wange **NICHT** dicht an Wange und Nase des Bewusstlosen halten. Nur eine Sichtkontrolle durchführen.

Besonderheiten bei der Durchführung beachten

Spezielle Verhaltensmaßregeln siehe → Herz-Lungen-Wiederbelebung/Herz-Kreislauf-Stillstand bei Erwachsenen – COVID-19-Verdacht/-Diagnose S. 28

Anzeichen: Keine normale Atmung, keine Atembewegung, keine Ausatemluft, Schnappatmung, nur noch einzelne Seufzer, langsames plus mühsames Atmen. Das Gesicht ist blass bis bläulich (Ohrläppchen und Lippen) → s. Atemkontrolle Seite 26 f.

Hinweis: Kurze krampfanfallähnliche Bewegungen können vor einem Kreislaufstillstand auftreten. Danach folgen die benannten Anzeichen: Der Betroffene reagiert nicht mehr und atmet nicht mehr normal.

Rettungsdienst 112 alarmieren. Wenn möglich einen weiteren Helfer anrufen lassen oder Freisprecheinrichtung des Telefons nutzen.

↓

Automatisierten externen Defibrillator holen lassen (Betroffenen nicht allein lassen).

↓

Den Betroffenen in Rückenlage auf einen harten Untergrund legen, Oberkörper freimachen. Knien Sie dicht an dessen Körper in Schulterhöhe.

↓

Einen Handballen auf Mitte der Brust (entspricht der unteren Hälfte des Brustbeins) auflegen.

↓

Den Handballen der anderen Hand auf den Handrücken der bereits liegenden Hand aufsetzen. Die Finger verschränken und die der unteren Hand hochziehen. Schultern senkrecht über das Brustbein stellen und Ellenbogen durchdrücken. Nur der Handballen der unteren Hand berührt den Oberkörper des Betroffenen.

Das Brustbein nun 30 x 5 bis 6 cm tief eindrücken in einer Frequenz von 100 bis 120 pro Minute und nach jeder Kompression völlig entlasten, ohne den Kontakt zu verlieren. Nicht auf den Betroffenen lehnen.

Legen Sie eine Hand an die Stirn-Haar-Grenze. Neigen Sie den Kopf des Betroffenen nach hinten und heben Sie gleichzeitig das Kinn an. Verschließen Sie mit Zeigefinger und Daumen der am Haaransatz liegenden Hand die Nase des Betroffenen und öffnen Sie leicht dessen Mund.

Atmen Sie normal ein. Setzen Sie Ihren Mund um den Mund des Betroffenen, sodass Ihre Lippen dessen Mund dicht umschließen.

Blasen Sie nun die Luft etwa eine Sekunde lang in den Mund des Betroffenen, sodass sich dessen Brustkorb sichtbar hebt.

Heben Sie Ihren Kopf und blicken Sie auf den Brustkorb des Betroffenen. Fixieren Sie dabei dessen Kopflage und beobachten Sie, ob sich der Brustkorb senkt. Atmen Sie dabei wieder ein und wiederholen Sie die Atemspende.

Unterbrechung für die Atemspende nicht mehr als 10 Sekunden!

Führen Sie die Wiederbelebungsmaßnahmen wie beschrieben fort, und zwar im Wechsel von 30 Herzdruckmassagen und 2 Atemspenden. Unterbrechen Sie nur, wenn der Betroffene sich aktiv zu bewegen beginnt oder die Augen öffnet oder normal atmet oder das Bewusstsein wieder erlangt. Patient dann weiter beobachten und bei Bedarf wieder mit der Reanimation beginnen.

Wenn sich der Brustkorb nicht hebt:

- *Haben Sie die Nase verschlossen?*
- *Ist der Kopf ausreichend in den Nacken gestreckt?*
- *Ist das Kinn angehoben?*
- *Haben Sie beim Atemspenden den Mund des Betroffenen dicht umschlossen?*
- *Sind Fremdkörper in den Atemwegen?*

Alternative: Mund-zu-Nase-Beatmung: Den Mund mit dem Daumen der am Kinn liegenden Hand verschließen und den Betroffenen in dem beschriebenen Rhythmus über die Nase beatmen.

Wenn Ihnen die Beatmung nicht gelingt, sollten Sie trotzdem die Herzdruckmassage ununterbrochen durchführen.

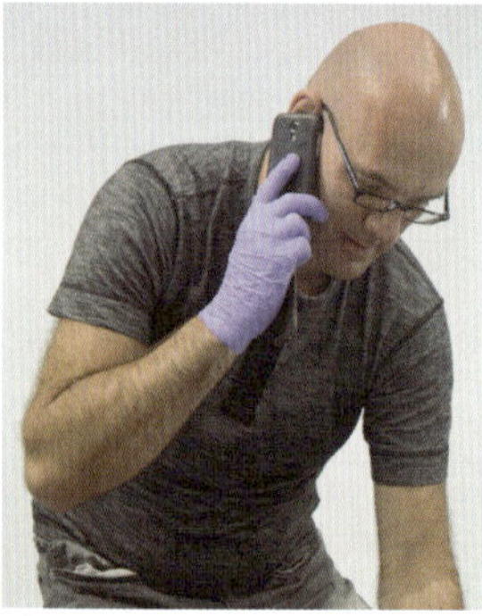

Alarmieren Sie den Rettungsdienst 112.

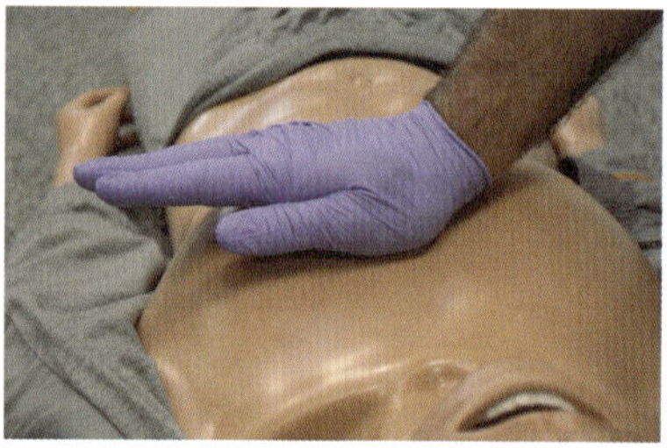

Den Betroffenen in Rückenlage legen, den Handballen einer Hand auf die untere Hälfte des Brustbeins setzen.

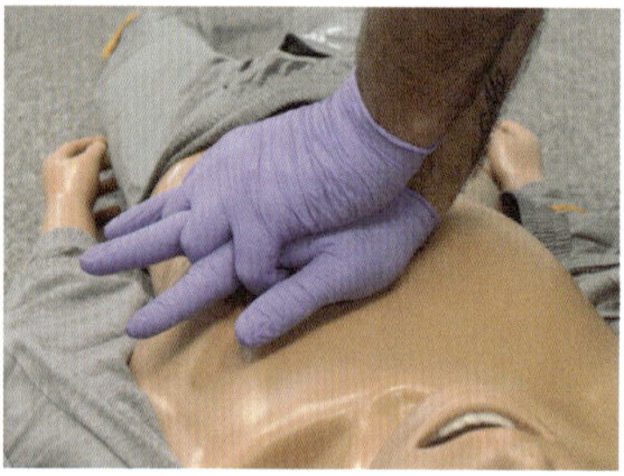

Den Handballen der freien Hand auf den Handrücken der ersten Hand aufsetzen. Die Finger verschränken und die der unteren Hand hochziehen.

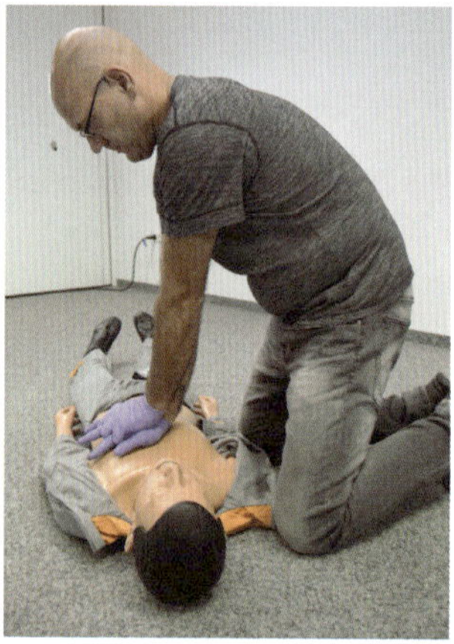

Schultern senkrecht über das Brustbein stellen und Ellenbogen durchdrücken. Das Brustbein nun 30 x 5 bis 6 cm tief eindrücken in einer Frequenz von 100 pro Minute und nach jeder Kompression völlig entlasten, ohne den Kontakt zu verlieren.

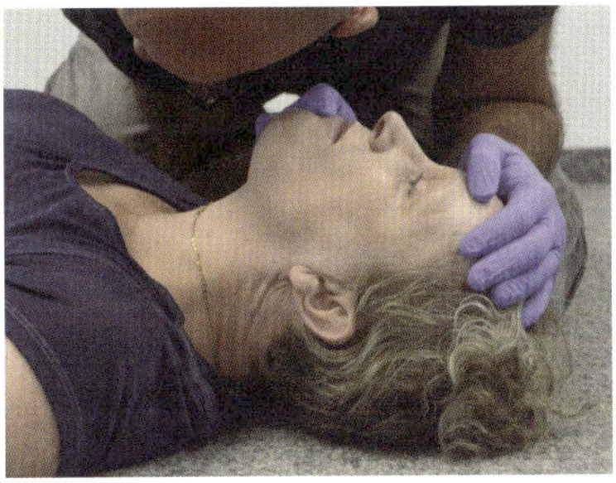

Legen Sie eine Hand an die Stirn-Haar-Grenze. Neigen Sie den Kopf des Betroffenen nach hinten und heben Sie gleichzeitig das Kinn an. Verschließen Sie mit Zeigefinger und Daumen der am Haaransatz liegenden Hand die Nase des Betroffenen und öffnen Sie leicht dessen Mund.

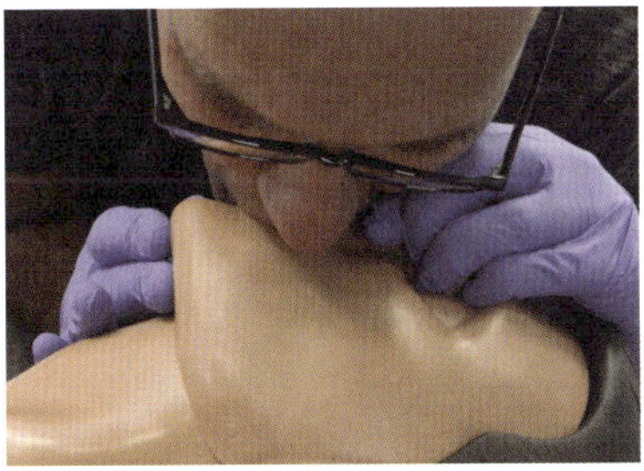

Atmen Sie normal ein. Setzen Sie Ihren Mund um den Mund des Betroffenen, sodass Ihre Lippen dessen Mund dicht umschließen. Blasen Sie nun die Luft langsam in den Mund des Betroffenen, sodass sich dessen Brustkorb sichtbar hebt.

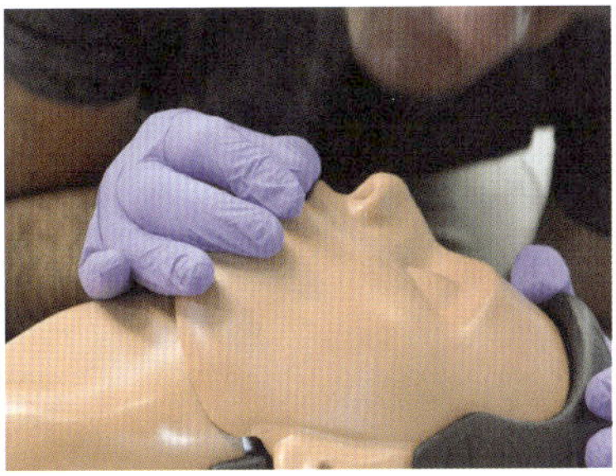

Heben Sie Ihren Kopf und blicken Sie auf den Brustkorb des Betroffenen. Fixieren Sie dabei dessen Kopflage und beobachten Sie, ob sich der Brustkorb senkt. Atmen Sie wieder ein und wiederholen Sie die Atemspende.

! *Führen Sie die Wiederbelebungsmaßnahmen wie beschrieben fort, und zwar im Wechsel von 30 Herzdruckmassagen und 2 Atemspenden. Unterbrechen Sie nur, wenn der Betroffene sich aktiv bewegt oder das Bewusstsein wieder erlangt.*

Herz-Lungen-Wiederbelebung mit Automatisiertem externem Defibrillator (AED)

Maßnahmen während der COVID-19-Pandemie

Persönliche Schutzausrüstung (soweit verfügbar)
- Handschuhe anziehen
- Mund-Nasen-Schutz nutzen

Atemkontrolle
Die Atmung nicht fühlen und die eigene Wange **NICHT** dicht an Wange und Nase des Bewusstlosen halten. Nur eine Sichtkontrolle durchführen.

Besonderheiten bei der Durchführung beachten

Spezielle Verhaltensmaßregeln siehe → Herz-Lungen-Wiederbelebung/Herz-Kreislauf-Stillstand bei Erwachsenen – COVID-19-Verdacht/-Diagnose S. 28

Anzeichen: Keine normale Atmung, keine Atembewegung, keine Ausatemluft, Schnappatmung. Das Gesicht ist blass bis bläulich (Ohrläppchen und Lippen) → s. Atemkontrolle Seite 26 f.

Hinweis: Kurze krampfanfallähnliche Bewegungen können vor einem Kreislaufstillstand auftreten. Danach folgen die benannten Anzeichen: Der Betroffene reagiert nicht mehr und atmet nicht mehr normal.

Rettungsdienst 112 alarmieren. Wenn möglich einen weiteren Helfer anrufen lassen oder Freisprecheinrichtung des Telefons nutzen.

↓

Automatisierten externen Defibrillator holen lassen (Betroffenen nicht allein lassen).

↓

Den Betroffenen in Rückenlagege auf einen harten Untergrund legen, Oberkörper freimachen. Knien Sie dicht an dessen Körper in Schulterhöhe.

↓

Einen Handballen auf Mitte der Brust (entspricht der unteren Hälfte des Brustbeins) auflegen.

↓

Den Handballen der anderen Hand auf den Handrücken der bereits liegenden Hand aufsetzen. Die Finger verschränken und die der unteren Hand hochziehen. Schultern senkrecht über das Brustbein stellen und Ellenbogen durchdrücken. Nur der Handballen der unteren Hand berührt den Oberkörper des Betroffenen.

↓

Das Brustbein nun 30 x 5 bis 6 cm tief eindrücken in einer Frequenz von 100 bis 120 pro Minute und nach jeder Kompression völlig entlasten, ohne den Kontakt zu verlieren. Nicht auf den Betroffenen lehnen.

↓

Legen Sie eine Hand an die Stirn-Haar-Grenze. Neigen Sie den Kopf des Betroffenen nach hinten und heben Sie gleichzeitig das Kinn an. Verschließen Sie mit Zeigefinger und Daumen der am Haaransatz liegenden Hand die Nase des Betroffenen und öffnen Sie leicht dessen Mund.

↓

Atmen Sie normal ein. Setzen Sie Ihren Mund um den Mund des Betroffenen, sodass Ihre Lippen dessen Mund dicht umschließen.

↓

Blasen Sie nun die Luft etwa eine Sekunde lang in den Mund des Betroffenen, sodass sich dessen Brustkorb sichtbar hebt.

↓

Heben Sie Ihren Kopf und blicken Sie auf den Brustkorb des Betroffenen. Fixieren Sie dabei dessen Kopflage und beobachten Sie, ob sich der Brustkorb senkt. Atmen Sie dabei wieder ein und wiederholen Sie die Atemspende.

↓

Unterbrechung für die Atemspende nicht mehr als 10 Sekunden!

↓

Führen Sie die Wiederbelebungsmaßnahmen wie beschrieben fort, und zwar im Wechsel von 30 Herzdruckmassagen und 2 Atemspenden. Unterbrechen Sie nur, wenn der Betroffene sich aktiv zu bewegen beginnt oder die Augen öffnet oder normal atmet oder das Bewusstsein wieder erlangt. Patient dann weiter beobachten und bei Bedarf wieder mit der Reanimation beginnen.

↓

Einsatz des AED
AED-Gerät einschalten
Sprach- und Bildanweisungen folgen
Anlegen der selbstklebenden PADs des AED – dabei Weiterführen der Herzdruckmassage

↓

Analyse des Herzrhythmus durch den AED – dabei keine Berührung des Opfers durch die Helfer

↓

vollautomatischer AED	nicht vollautomatischer AED	

Keiner darf den Patienten berühren!

Schock wird automatisch ausgelöst	Aufforderung durch das Gerät, den Schock auszulösen Schock auslösen	kein Schock indiziert, dann unverzügliche Fortsetzung der Herzdruckmassage

↓

Fortsetzen von Herzdruckmassage und Atemspende
Weitere Anweisungen des AED abwarten

Wenn sich der Brustkorb nicht hebt:

- *Haben Sie die Nase verschlossen?*
- *Ist der Kopf ausreichend in den Nacken gestreckt?*
- *Ist das Kinn angehoben?*
- *Haben Sie beim Atemspenden den Mund des Betroffenen dicht umschlossen?*
- *Sind Fremdkörper in den Atemwegen?*

Alternative: Mund-zu-Nase-Beatmung: Den Mund mit dem Daumen der am Kinn liegenden Hand verschließen und den Betroffenen in dem beschriebenen Rhythmus über die Nase beatmen.

Wenn Ihnen die Beatmung nicht gelingt, sollten Sie trotzdem die Herzdruckmassage ununterbrochen durchführen.

Die verschiedenen Lagerungen im Überblick

Maßnahmen während der COVID-19-Pandemie

Persönliche Schutzausrüstung (soweit verfügbar)

- Handschuhe anziehen
- Mund-Nasen-Schutz nutzen

Stabile Seitenlage (Seite 39 ff.)

Wann: Bewusstlosigkeit oder eingeschränktes Bewusstsein

Wichtig: Den Kopf vorsichtig überstrecken, Kinn anheben und die Atmung regelmäßig kontrollieren.

Dauer: Solange der Betroffene normal atmet, aber bewusstlos oder im Bewusstsein eingeschränkt ist

Beachten: Kontinuierliche Überprüfung der Atmung notwendig, Betroffenen nicht allein oder unbeobachtet lassen!

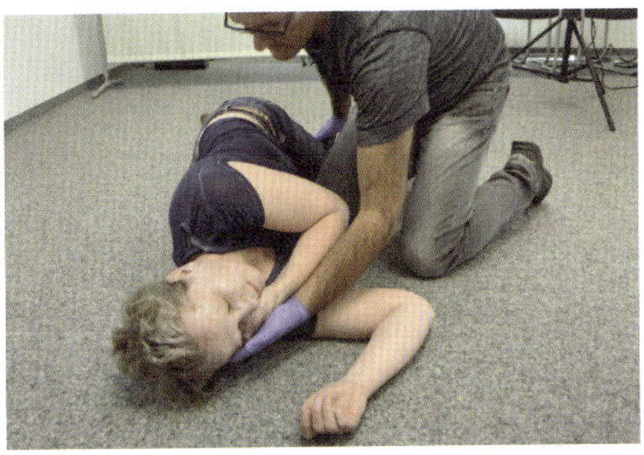

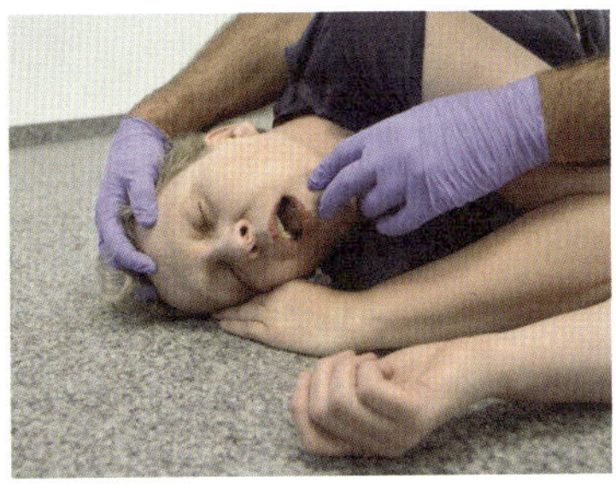

Schocklagerung (Seite 82 f.)

Wann: Schock- und Kreislaufnotfälle
Wichtig: Beine abgepolstert hochlagern, ca. 20 bis 30 cm hoch
Dauer: innerhalb von 7 Minuten sollte eine Besserung eintreten

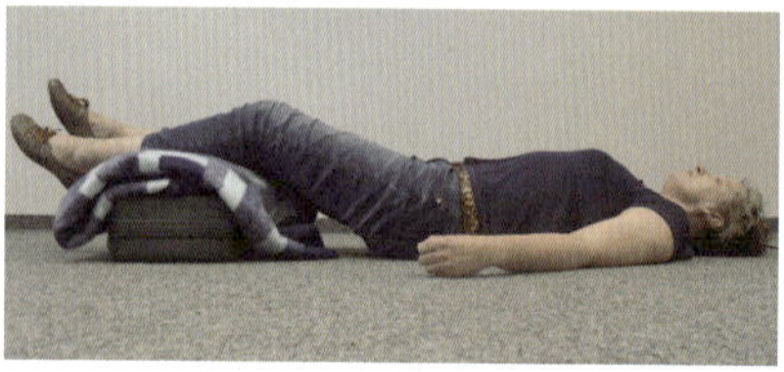

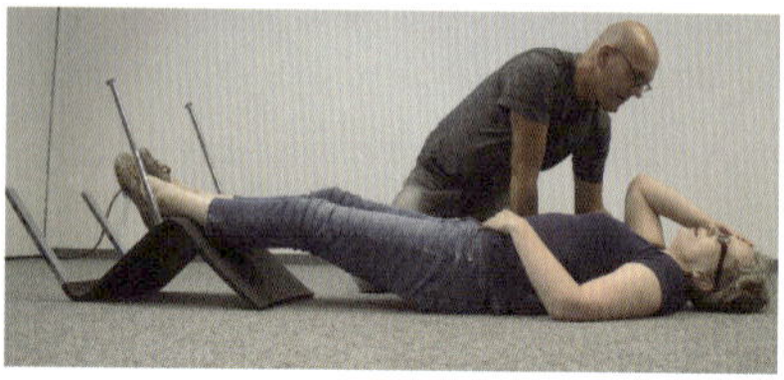

Oberkörper-Hoch-Lagerung

Wann: Atemnot, Herzinfarkt, Schlaganfall, Kopfverletzung
Wichtig: Wenn die Person eintrübt → Stabile Seitenlage S. 39

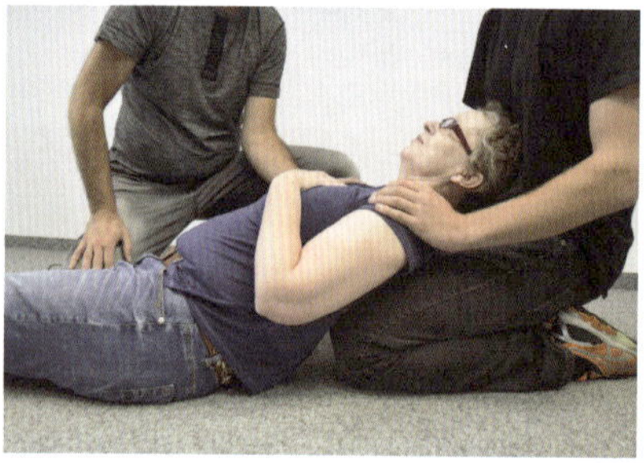

Oberkörperhochlagerung 30°
Zerebrale Erkrankungen wie z. B. Schlaganfall, Hirnblutung, Gehirnerschütterung, Sonnenstich

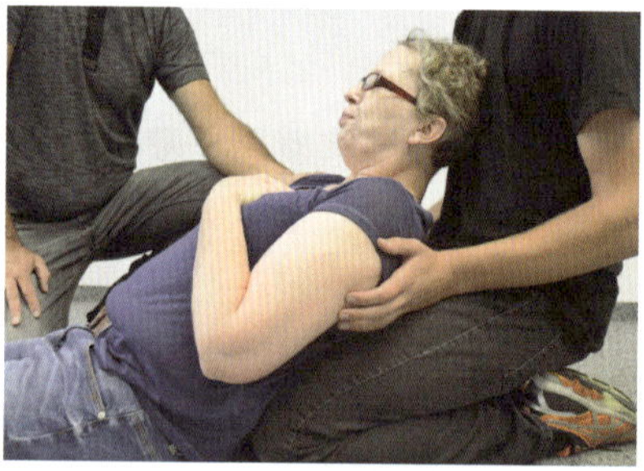

Oberkörperhochlagerung über 30°
Herzinfarkt, Herzinsuffizienz, aktue Luftnot bspw. Lungenödem, Asthma bronchiale, Schwellungen im Gesichts- und/oder Halsbereich, Hitzschlag

Bauchentspannende Lagerung

Wann: Bauchschmerzen, Bauchkrämpfe
Wichtig: Lagerung nach Wunsch des Betroffenen
Wie: In Rücken- oder Seitenlage die Knie anwinkeln.

Allgemeine Regeln – Stabile Seitenlage

Ist der Betroffene bewusstlos und atmet aber noch normal, sollte er wegen Erstickungsgefahr nicht auf dem Rücken liegen. Durch die stabile Seitenlage können Flüssigkeiten wie Speichel, Erbrochenes oder Blut aus dem Mund abfließen und die Atemwege bleiben frei.

Den Betroffenen ansprechen/anfassen, leicht an den Schultern rütteln.

keine Reaktion

Um Hilfe rufen!

Kontrollieren Sie die Atmung.

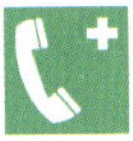

Rettungsdienst alarmieren.

Bei Atemstillstand Herz-Lungen-Wiederbelebung (Seite 30 ff.) durchführen. Bei intakter Atmung folgendermaßen vorgehen:

Atmung intakt

Den nahe liegenden Arm des Betroffenen angewinkelt nach oben legen.

Die gegenüberliegende Hand des Betroffenen fassen, zu sich über dessen Brustkorb ziehen und dessen Handoberfläche an seine Wange legen. Die Hand dort festhalten.

Fassen Sie mit Ihrer freien Hand das gegenüberliegende Bein knapp oberhalb des Kniegelenks am Oberschenkel, beugen Sie das Bein und ziehen Sie es zu sich (Fuß bleibt dabei am Boden).

Hand des Betroffenen auf der Wange festhalten und durch Zug am angewinkelten Bein den Betroffenen auf die Seite drehen

Beugung des angewinkelten oben liegenden Beins rechtwinklig in Knie und Hüfte

Kopf nackenwärts legen und überstrecken

Hand des Betroffenen so unter der Wange platzieren, dass der Kopf überstreckt ist

Kopf nackenwärts legen, das Gesicht erdwärts drehen und den Mund öffnen. Atmung kontrollieren.

Atmung kontinuierlich kontrollieren.
Atmet der Betroffene plötzlich nicht mehr normal, dann in Rückenlage drehen und mit der Herz-Druck-Massage beginnen. Siehe Herz-Lungen-Wiederbelebung S. 30

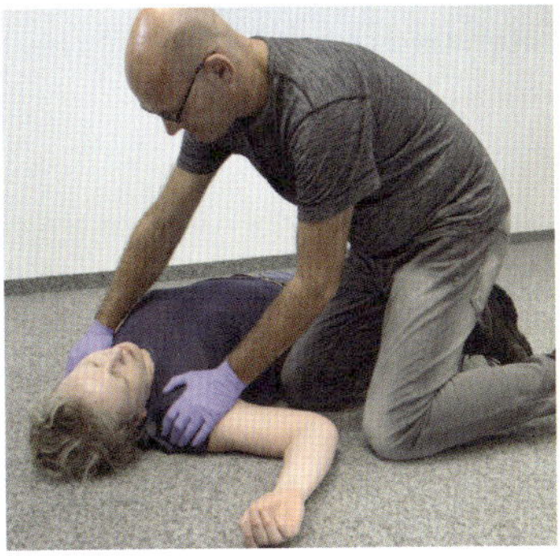

Den Betroffenen ansprechen und anfassen. Den nahe liegenden Arm des Betroffenen angewinkelt nach oben legen.

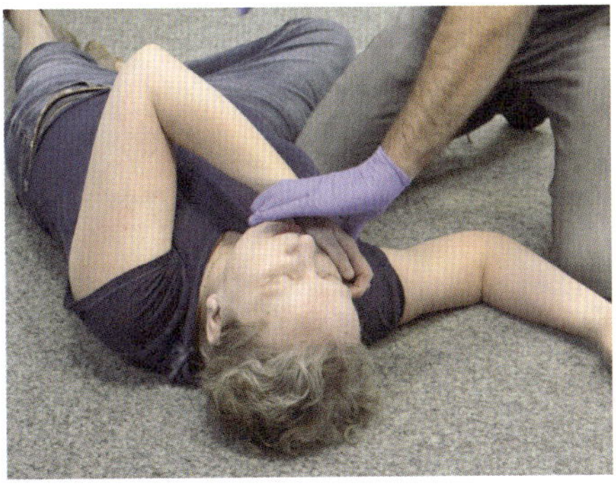

Griff an den gegenüberliegenden Arm

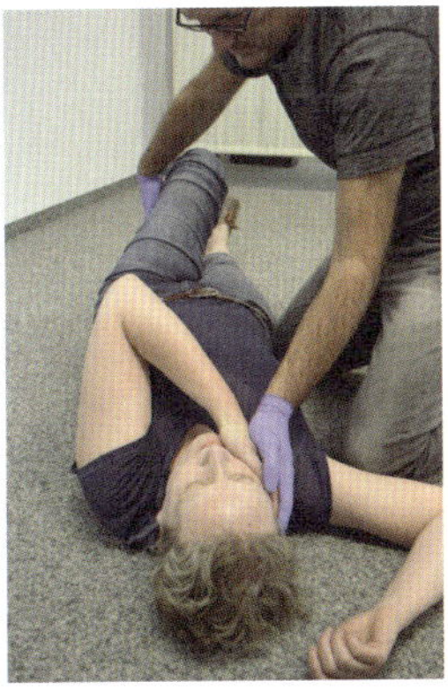

Griff an den gegenüberliegenden Oberschenkel

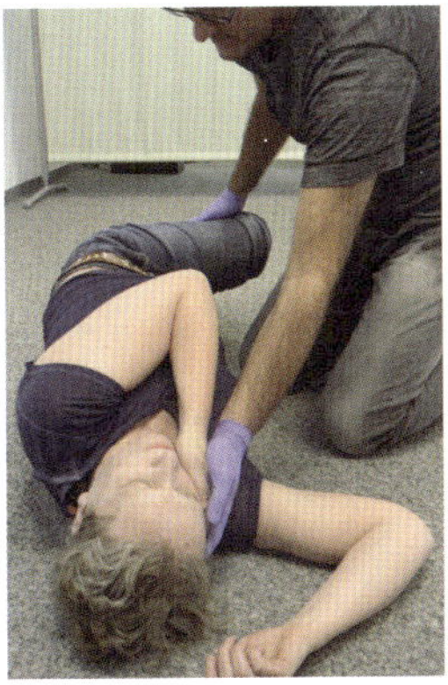

Betroffenen herüberziehen

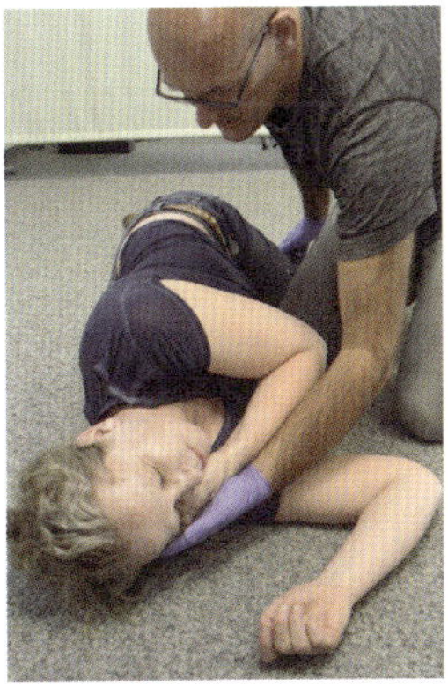

Kontrolle der richtigen Position des Kopfes

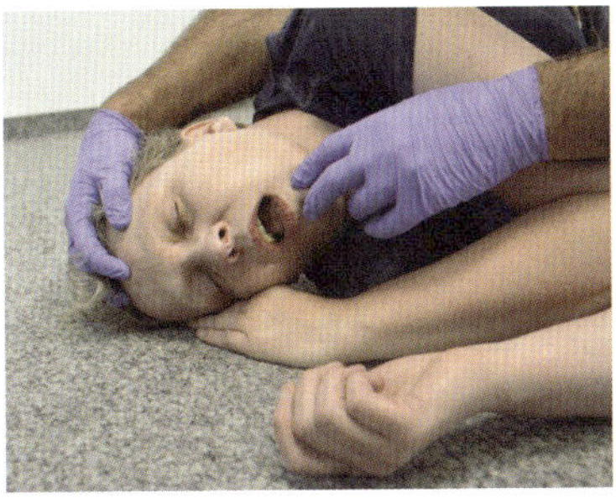

Kopf überstrecken

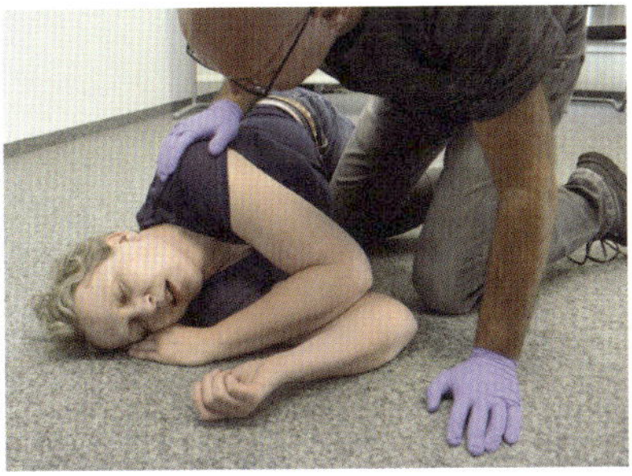

Kontrolle des Bewusstseins und der Atmung

Allgemeine Regeln – Rettungsgriff/Rettung aus akuter Gefahr

In akuten Gefahrensituationen, wie Bewusstlosigkeit im Bett oder im Auto oder bei einem Brand, kann es nötig sein, eine Person schnellstmöglich zu retten. Der Rettungsbegriff darf nur dann angewandt werden.

Den Betroffenen ansprechen/anfassen, leicht an den Schultern rütteln.

Den am Boden Liegenden von hinten kommend unter Schulter und Nacken fassen und zum Sitzen bringen.

Mit beiden Armen unter dessen Achselhöhlen greifen. Legen Sie einen Unterarm quer und greifen Sie diesen mit beiden Händen (Daumen nach vorn) von oben.

Den Betroffenen dicht am eigenen Körper auf die eigenen Oberschenkel ziehen.

Ziehen Sie den Betroffenen an einen sicheren Ort.

Mit den Erste-Hilfe-Maßnahmen starten und den Rettungsdienst 112 alarmieren.

Bergung eines Verletzten aus Gefahrenzone

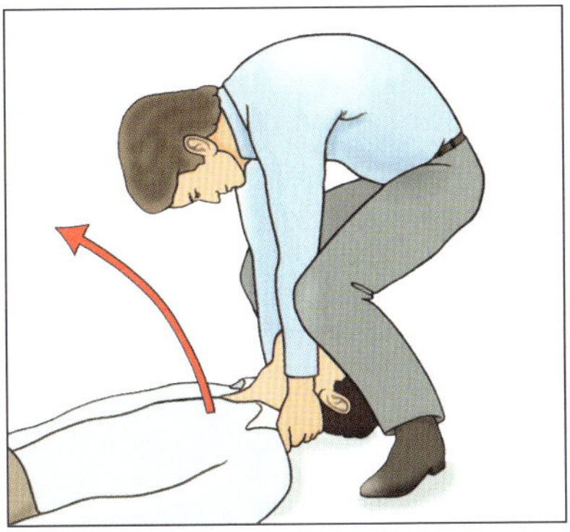

Den am Boden liegenden von hinten kommend unter Schulter und Nacken fassen und zum Sitzen bringen.

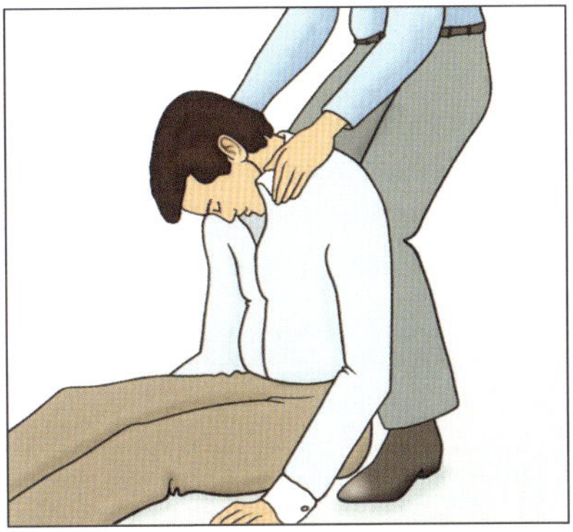

Setzen Sie den Betroffenen auf.

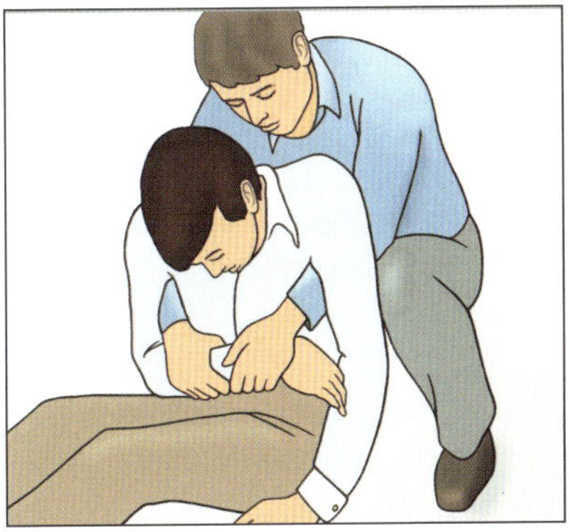

Einen Unterarm querlegen und mit beiden Händen (Daumen nach vorn) von oben greifen.

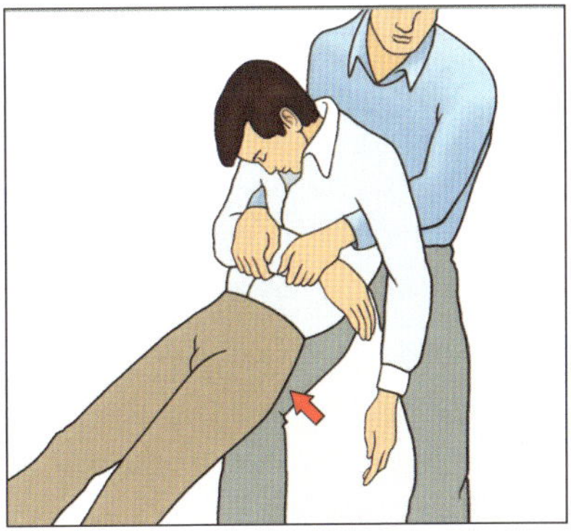

Die verletzte Person auf die eigenen Oberschenkel ziehen. Ziehen Sie den Betroffenen an einen sicheren Ort und decken Sie ihn zu.

© Henrie – Fotolia.com

Allgemeine Regeln – Rettung aus dem Fahrzeug

Bei einem Fahrzeugbrand mit einer bewusstlosen Person muss diese mithilfe des Rettungsgriffs sofort aus dem Fahrzeug gerettet werden. Bleiben Sie bis zum Eintreffen des Rettungsdienstes bei dem Betroffenen und leisten Sie die erforderlichen Erste-Hilfe-Maßnahmen.

Den Betroffenen ansprechen/anfassen, leicht an den Schultern rütteln.

↓

Zündung ausschalten.

↓

Den Gurt lösen, notfalls durchschneiden.

↓

Eingeklemmte Füße befreien, darauf achten, ob Airbag ausgelöst wurde (Eigenschutz!).

↓

Den Betroffenen in Sitzhöhe von hinten umgreifen.

↓

Fassen Sie die Kleidung des Betroffenen an der weiter weg liegenden Hüfte mit einer Hand und drücken Sie mit der anderen Hand gegen dessen Knie.

↓

Ziehen Sie den Betroffenen mit einer kräftigen Bewegung zu sich.

↓

Legen Sie einen Unterarm quer und greifen Sie diesen mit beiden Händen (Daumen nach vorn) von oben.

↓

Ziehen Sie den Betroffenen auf die eigenen Oberschenkel.

Mit gebeugten Knien rückwärts gehen und den Sitzenden aus dem Fahrzeug an einen sicheren Ort ziehen (Türschwelle beachten).

Mit den Erste-Hilfe-Maßnahmen starten und den Rettungsdienst 112 alarmieren.

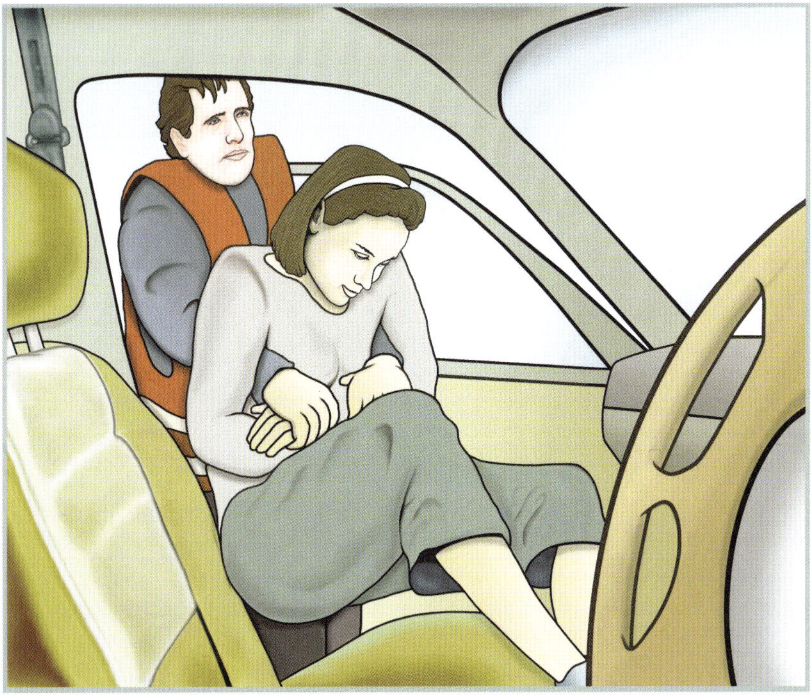

Legen Sie einen Unterarm quer und greifen Sie diesen mit beiden Händen (Daumen nach vorn) von oben. Aus der Gefahrenzone bringen und an einem sicheren Ort ablegen.
© Henrie – Fotolia.com

Alkoholvergiftung

Eine Alkoholvergiftung verläuft in vier Stadien ab. Die möglichen Anzeichen für eine Vergiftung sind:

Stadium 1: Enthemmung, Redseligkeit, Verlängerung der Reaktionszeit, Verminderung der Schmerzwahrnehmung, Störung des Gleichgewichts, Rötung der Augen, undeutliche Sprache

Stadium 2: u. U. Aggressivität, Störung der Artikulation, Störung der Koordination, Sehstörungen, Muskelerschlaffung, Verengung der Pupillen, Amnesie/Gedächtnisverlust, Erbrechen

Stadium 3: Bewusstlosigkeit, Schock, Erweiterung der Pupillen

Stadium 4: Koma, reaktionslose erweiterte Pupillen, Schock mit Kreislaufstillstand, unregelmäßige Spontanatmung bis hin zum Atemstillstand, Unterkühlung

Stadium 1 und 2:

Je nach Zustand des Betroffenen angepasste Erste-Hilfe-Maßnahmen einleiten.

Stadium 3:

Um Hilfe rufen

Rettungsdienst alarmieren

Kreislauf und Atmung prüfen

Bewusstlosigkeit: stabile Seitenlage (S. 39)

Stadium 4

Um Hilfe rufen

Rettungsdienst alarmieren

Kreislauf und Atmung prüfen

Bei Kreislaufstillstand sofort Wiederbelebung (S. 30 ff.)

Schock:
Schocklagerung (S. 82)

↓

Vitalfunktionen prüfen

Auf Eigenschutz achten und bei Stadium 3 und 4 Einmalhandschuhe anziehen. Bei aggressiven Betroffenen deseskalierend wirken. Dafür sorgen, dass der Betroffene nicht mehr am Straßenverkehr teilnimmt. Die Vitalfunktionen regelmäßig prüfen. Weiteren Konsum von Alkohol unterbinden.

Allergische Reaktion/Insektenstich im Mundraum

Beruhigen Sie die Person und bleiben Sie selbst auch ruhig!

↓

Stellen Sie wenn möglich das Allergen ab (Fenster zu, Essen beenden).

↓

Rettungsdienst 112 rufen.

↓

Kühlen Sie betroffene Bereiche. Wenn es sich um einen Insektenstich im Mundraum handelt, kühlen Sie von innen und außen.
Fragen Sie den Patienten, ob er ein Notfallset dabei hat.

↓

Bei Bewusstlosigkeit ➔ Stabile Seitenlage (s. Seite 39 ff.); bei Bewusstlosigkeit und Atemstillstand: Reanimation (s. Seite 30 ff.)! Ggf. Defibrillator holen lassen!

Amputationen

Beachten Sie Ihren Eigenschutz und ziehen Sie Einmalhandschuhe an. Beruhigen Sie den Betroffenen und bewahren Sie selbst Ruhe!

Legen Sie den Betroffenen sofort hin. Lagern Sie die Beine und die betroffene Extremität hoch. Pressen Sie ein steriles Tuch auf die Amputationswunde, um die Blutung zu stoppen. Ggf. Abdrückpunkte an Arm oder Leiste nutzen.

Versorgen Sie das abgetrennte Körperteil. Wickeln Sie dieses in ein sauberes (steriles) Tuch (Verbandtuch aus dem Verbandkasten).

Legen Sie das eingewickelte Amputat in einen Plastikbeutel und verschnüren Sie diesen luftdicht / wasserdicht.

Füllen Sie Eis und Wasser in einen **zweiten** Plastikbeutel.

Den Beutel mit dem Amputat in den Beutel mit Eiswasser hängen. Vorsicht, Amputat darf nicht nass werden!

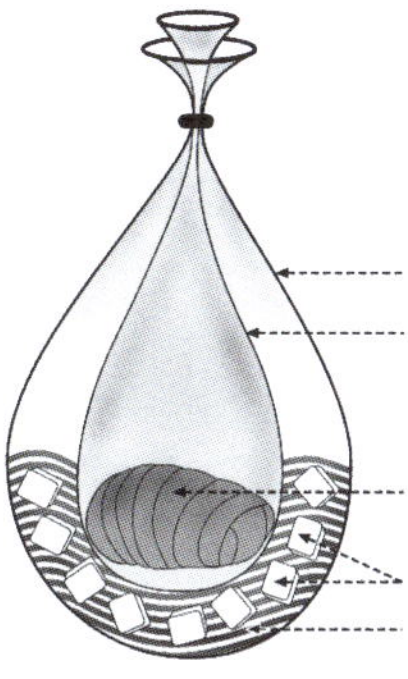

Rettungsdienst 112 alarmieren. Bei Schockanzeichen lagern Sie den Betroffenen in der Schocklage (Seite 37 f.).

Erst den Verletzten versorgen, dann das Amputat.

Asthmaanfall

Bei einem Asthmaanfall herrscht Lebensgefahr!

Mögliche Anzeichen: Unruhe, bläuliches Gesicht, blaue Lippen, pfeifende und rasselartige Geräusche beim Ausatmen, verlangsamte Ausatmung, Atemnot, starker Husten, Schleimauswurf, Schwitzen.

Beruhigen Sie den Betroffenen und bewahren Sie selbst Ruhe! Sorgen Sie für Frischluft.

Fordern Sie den Betroffenen auf, ruhig zu atmen, sorgen Sie für eine erhöhte Oberkörperlagerung und öffnen Sie beengende Kleidung.

Besitzt der Betroffene bereits Bedarfsmedikamente, dann helfen Sie ihm bei der Einnahme/Inhalation entsprechend der ärztlichen Verordnung.

Alarmieren Sie den Rettungsdienst 112, falls der Anfall nach einigen Minuten nicht besser wird.

Falls der Betroffene bewusstlos wird, kontrollieren Sie die Atmung (Seite 26 f.). Ist die Atmung vorhanden, bringen Sie ihn in die stabile Seitenlage (Seite 39 f.). Atmet der Betroffene nicht, dann beginnen Sie mit der Herz-Lungen-Wiederbelebung (Seite 30 ff.).

Bei einem Asthmaanfall sollte immer der Rettungsdienst 112 gerufen werden – NICHT „einen" Arzt aufsuchen. Das ist für (betriebliche) Helfer TABU!

Atemstillstand Erwachsener

Maßnahmen während der COVID-19-Pandemie

Persönliche Schutzausrüstung (soweit verfügbar)
- Handschuhe anziehen
- Mund-Nasen-Schutz nutzen

Atemkontrolle
Die Atmung nicht fühlen und die eigene Wange **NICHT** dicht an Wange und Nase des Bewusstlosen halten. Nur eine Sichtkontrolle durchführen.

Besonderheiten bei der Durchführung beachten

Spezielle Verhaltensmaßregeln siehe → Allgemeine Regeln – Atemkontrolle S. 26

Anzeichen: Keine Atemgeräusche, keine Atembewegung, keine Ausatemluft. Das Gesicht ist blass bis bläulich (Ohrläppchen und Lippen).

Den Betroffenen ansprechen/anfassen, leicht an den Schultern rütteln.

keine Reaktion ↓

Um Hilfe rufen!

↓

Fassen Sie mit der einen Hand an die Stirn und mit der anderen Hand an den Unterkiefer. Kopf nackenwärts beugen (den Hals überstrecken) und Kinn anheben.

↓

Führen Sie die Atemkontrolle durch (halten Sie Ihre Wange dicht über Mund und Nase des Betroffenen, um dessen Atmung zu spüren). Blicken Sie auf dessen Brustkorb und beobachten Sie, ob sich der Bauch hebt und senkt. Mögliche Fremdkörper aus dem Mund entfernen.

↓

keine normale Atmung — 112 anrufen

Herz-Lungen-Wiederbelebung durchführen (Seite 30 ff.).

normale Atmung — 112 anrufen

Stabile Seitenlage (Seite 39 ff.), Atmung kontrollieren (Seite 26 f.).

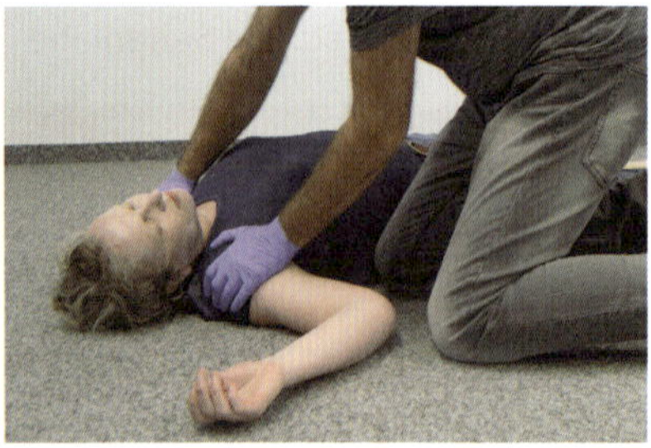

Den Betroffenen ansprechen / anfassen.

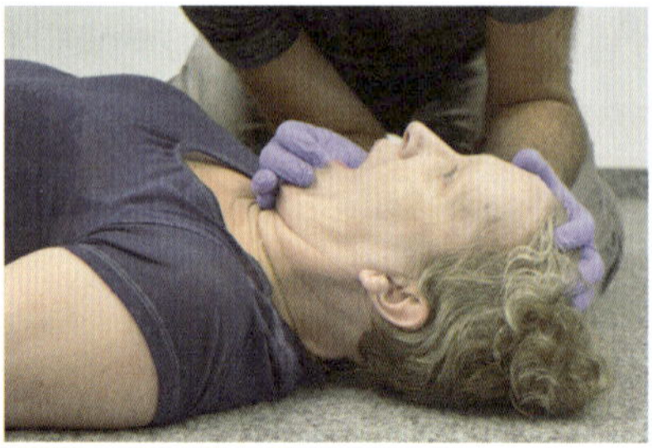

Überstrecken Sie vorsichtig den Hals des Betroffenen und heben Sie das Kinn, da die Atmung mit dieser Maßnahme teilweise wieder einsetzen kann.

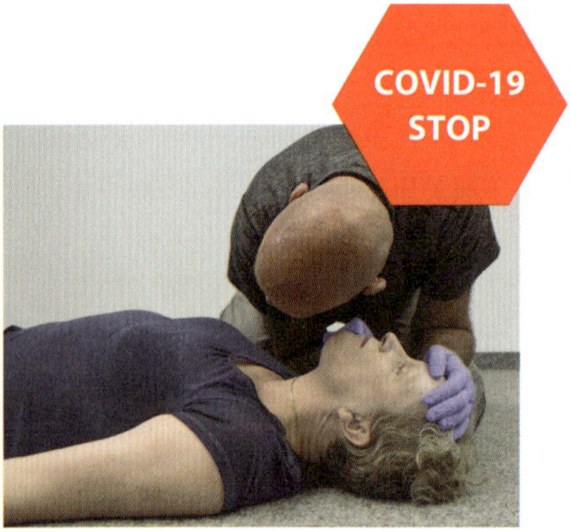

Führen Sie die Atemkontrolle durch.

Vorsichtsmaßregeln während der COVID-19-Pandemie

Atemkontrolle

Die Atmung nicht fühlen und die eigene Wange **NICHT** dicht an Wange und Nase des Bewusstlosen halten. Nur eine Sichtkontrolle durchführen.

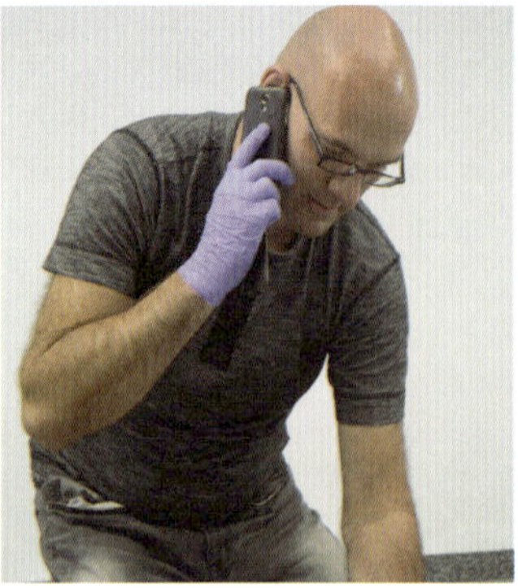

Rettungsdienst 112 alarmieren.

=> Wenn der Betroffene atmet, bringen Sie ihn in die stabile Seitenlage (Seite 39 ff.).
=> Bei Atemstillstand führen Sie die Herz-Lungen-Wiederbelebung durch (Seite 30 ff.).

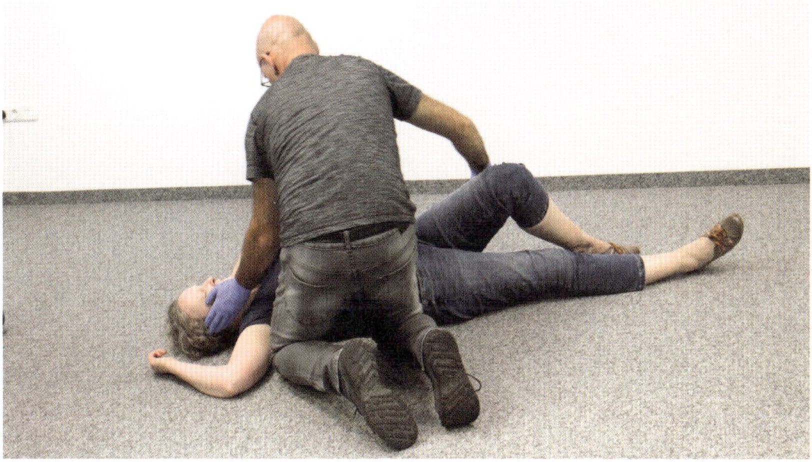

Bei intakter Atmung in die stabile Seitenlage bringen.

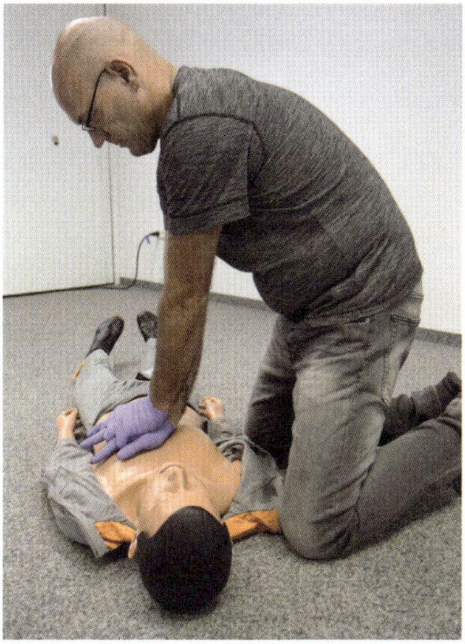

Herz-Lungen-Wiederbelebung bei Atemstillstand.

Augenverletzung

Augenschädigungen können auch durch optische Einflüsse entstehen und gehören auch notfallmäßig in einem Krankenhaus mit Augenklinik versorgt.

Rettungsdienst 112 rufen, damit die Behandlung zeitnah einsetzt!

Der Betroffene sollte die Augen geschlossen halten, um sie vor weiteren Lichteinflüssen zu schützen.

Sofern es der Betroffene zulässt, ist ein Verbinden beider Augen sinnvoll.

Beim Verbinden darauf achten, dass der Verband nicht zu fest sitzt und zusätzlich auf die Augen drückt.

Bauchverletzungen/starke Bauchschmerzen

Anzeichen: Prellungen am Bauch oder Rücken, starke Bauchschmerzen (z. B. akute Blinddarmentzündung), sich verschlechternder Allgemeinzustand, sichtbare Wunden wie Stich- oder Schussverletzungen. Es besteht die Gefahr eines Schocks → Lebensgefahr!

Rettungsdienst 112 sofort alarmieren. Lebensgefahr!

Den Betroffenen ansprechen, beruhigen.

Beachten Sie Ihren Eigenschutz, ziehen Sie Einmalhandschuhe an und bewahren Sie selbst Ruhe!

Liegt eine offene Bauchwunde vor, bedecken Sie diese mit sterilen Wundkompressen oder Verbandtüchern und fixieren Sie diesen Verband mit Pflaster.

Lassen Sie den Verletzten in seiner Lage liegen. Liegt er auf dem Rücken, stützen Sie seine Füße ab und legen Sie etwas unter seine Knie (z. B. ein Kissen o. Ä.), damit die Beine angewinkelt sind. Decken Sie den Verletzten zu und kümmern Sie sich um ihn.

Achten Sie auf seine Vitalfunktionen/Atemkontrolle (Seite 26 f.), bei Atemstillstand Herz-Lungen-Wiederbelebung durchführen (Seite 30 ff.).

Nicht essen, trinken oder rauchen lassen.
Keine Medikamente einnehmen lassen (Anzeichen-Verfälschung!).

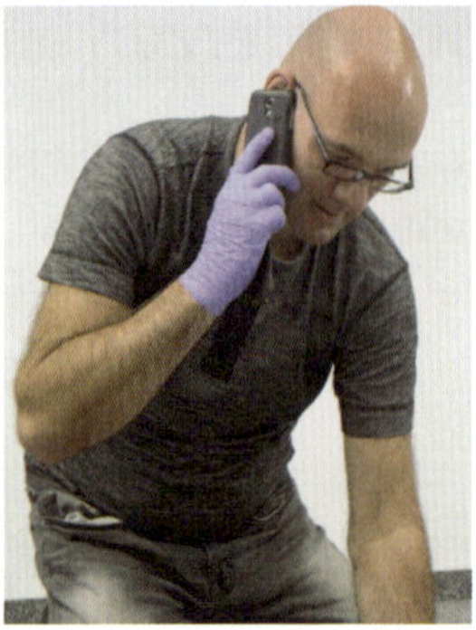

Alarmieren Sie sofort den Rettungsdienst 112.

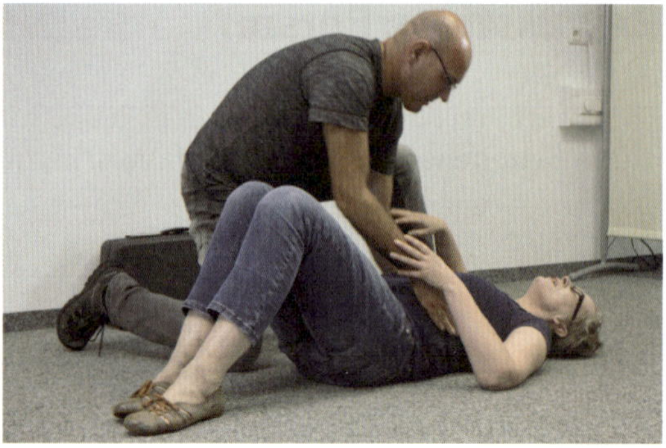

Den Betroffenen ansprechen, beruhigen.

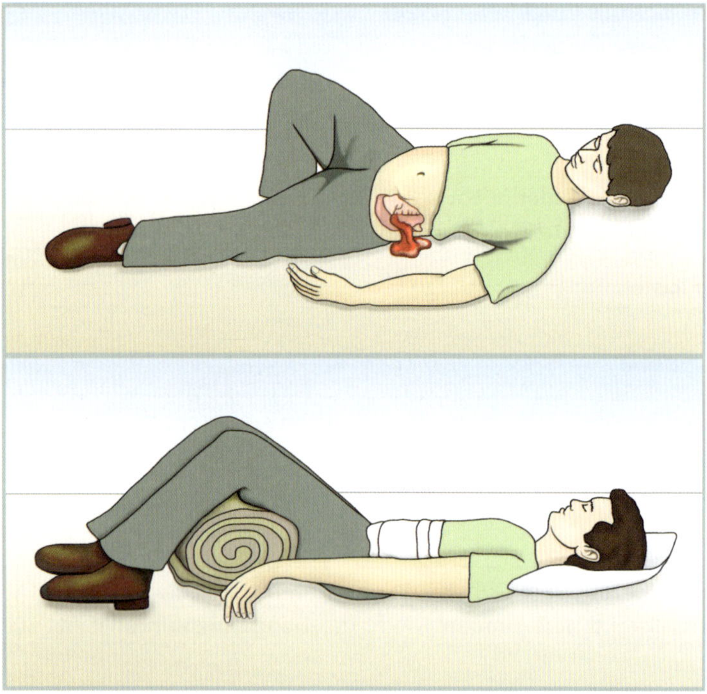

Einmalhandschuhe anziehen. Liegt eine offene Bauchwunde vor, bedecken Sie diese mit sterilen Wundkompressen oder Verbandtüchern und fixieren Sie sie mit Pflaster.
Lassen Sie den Verletzten in seiner Lage liegen. Liegt er auf dem Rücken, stützen Sie seine Füße ab und legen Sie etwas unter seine Knie (z. B. ein Kissen o. Ä.). Decken Sie ihn zu.
© Henrie – Fotolia.com

Bewusstlose Person

Den Betroffenen ansprechen/anfassen, leicht an den Schultern rütteln.

keine Reaktion

Um Hilfe rufen!

Kopf nackenwärts beugen (den Hals überstrecken) und Kinn anheben.

Atemkontrolle durchführen (Seite 26 f.), mögliche Fremdkörper aus dem Mund (Seite 64) entfernen.

keine normale Atmung

112 anrufen

Herz-Lungen-Wiederbelebung durchführen (Seite 30 ff.).

normale Atmung

112 anrufen

Stabile Seitenlage (Seite 39 ff.), Atmung kontrollieren (Seite 26 f.).

Wenn offensichtlich Fremdkörper die Atemwege blockieren, räumen Sie den Mund des Betroffenen vor der Atemkontrolle aus, nachdem Sie dessen Kopf auf die Seite gedreht haben. Beachten Sie Ihren Eigenschutz und benutzen Sie dabei ggf. Einmalhandschuhe. (Seite 64 ff.)

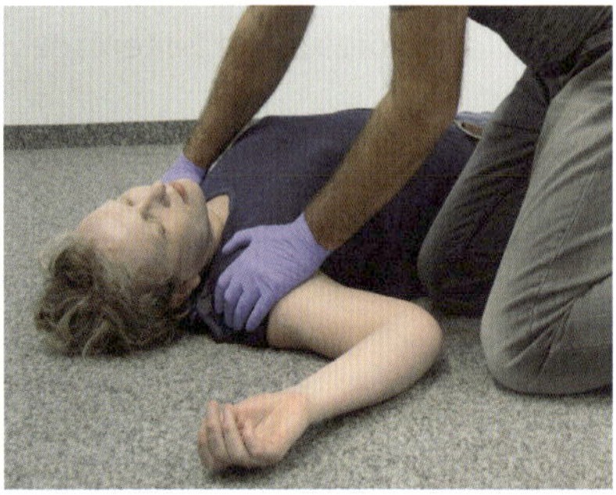

Berühren Sie den Betroffenen und sprechen Sie ihn laut an.

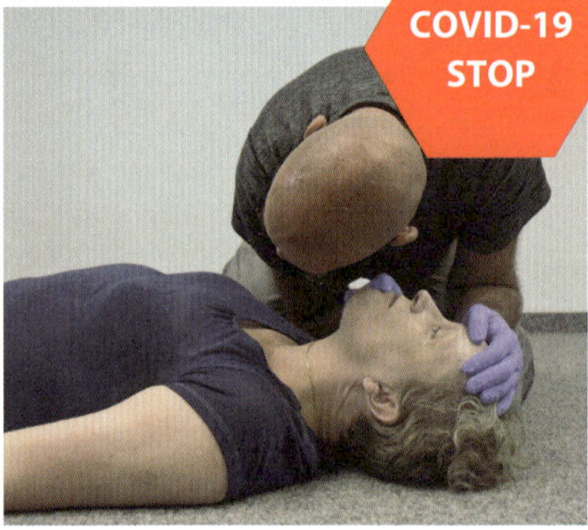

COVID-19
STOP

Vorsichtsmaßregeln während der COVID-19-Pandemie

Atemkontrolle

Die Atmung nicht fühlen und die eigene Wange **NICHT** dicht an Wange und Nase des Bewusstlosen halten. Nur eine Sichtkontrolle durchführen.

Mögliche Fremdkörper aus dem Mund entfernen und Atemkontrolle durchführen. Kopf nackenwärts beugen/ den Hals überstrecken und mit der Wange den Atem spüren.

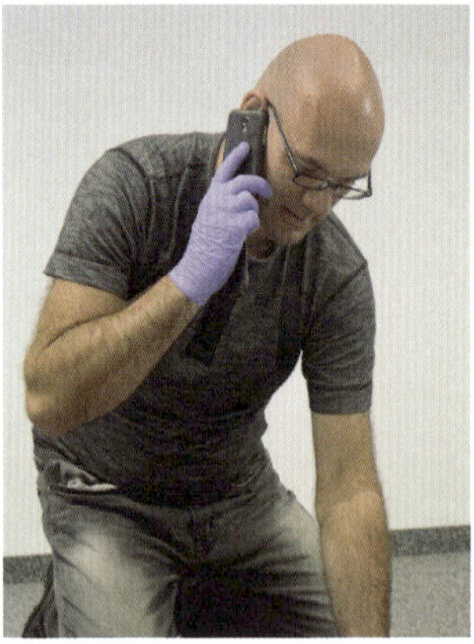

Bei Bewusstlosigkeit Rettungsdienst 112 alarmieren.

=> Wenn der Betroffene atmet, bringen Sie ihn in die stabile Seitenlage (Seite 39 ff.).
=> Bei Atemstillstand führen Sie die Herz-Lungen-Wiederbelebung durch (Seite 30 ff.).

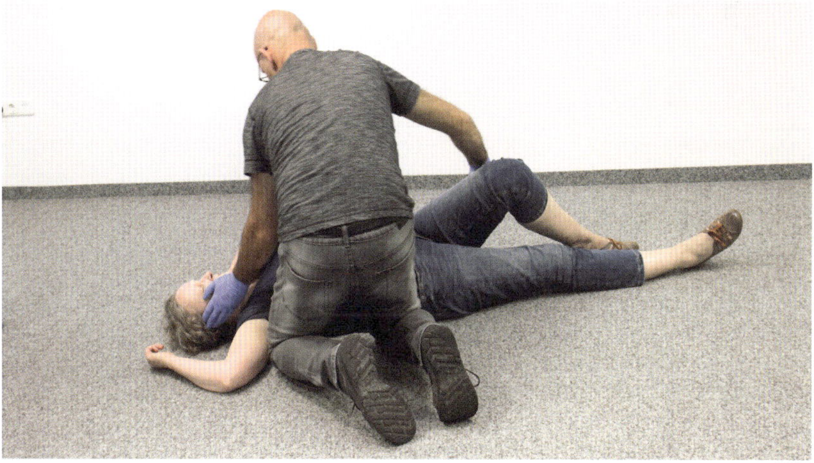

Bringen Sie den Betroffenen bei intakter Atmung in die stabile Seitenlage.

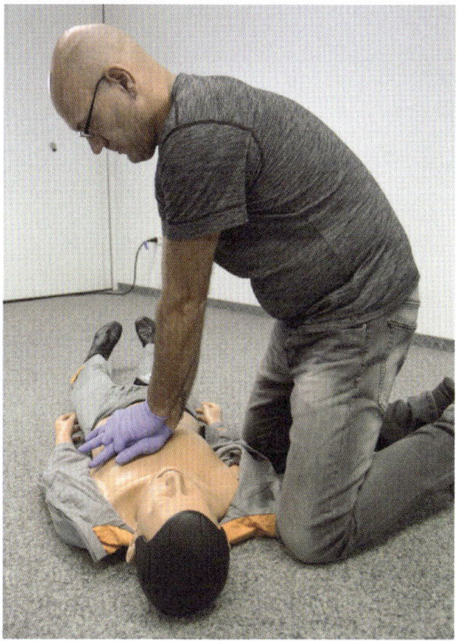

Bei Atemstillstand führen Sie die Herz-Lungen-Wiederbelebung durch.

Blutung (stark) am Arm und/oder Bein

Um Hilfe rufen!

↓

Beachten Sie Ihren Eigenschutz! Ziehen Sie und Ihre Helfer Einmalhandschuhe an.

↓

Den Betroffenen auf den Rücken legen und dessen blutenden/-s Arm / Bein hochhalten. Drücken Sie nun mit vier Fingern der freien Hand in die Muskellücke des Oberarms (Innenseite) bzw. Druck auf den Abdrückpunkt in der Leistenbeuge. Dadurch wird die dort verlaufende Arterie zusammengepresst und die Blutung gestoppt.

↓

Ihr Helfer legt mit dem ersten Verbandpäckchen die sterile Wundauflage auf die Wunde und umwickelt diese einige Male.

↓

Das zweite Verbandpäckchen wird geschlossen direkt über dem Wundbereich als Druckpolster aufgelegt.

↓

Jetzt muss Ihr Helfer dieses Druckpolster mit der restlichen Binde des ersten Päckchens umwickeln, allerdings nicht zu fest. Die Blutzufuhr darf nicht abgebunden werden. Das Abdrücken am Oberarm/in der Leiste kann jetzt unterbleiben.

↓

Die Binde über dem Druckpolster verknoten und den Arm/das Bein etwas erhöht lagern.

↓

Schocklagerung (Beine erhöht lagern) und den Betroffenen zudecken.

↓

Den Rettungsdienst 112 alarmieren/Notruf.

Blutungsstillung am Arm

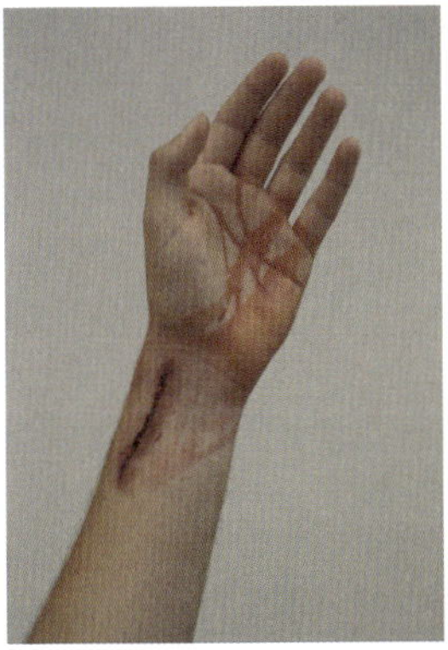

Hochhalten des Armes

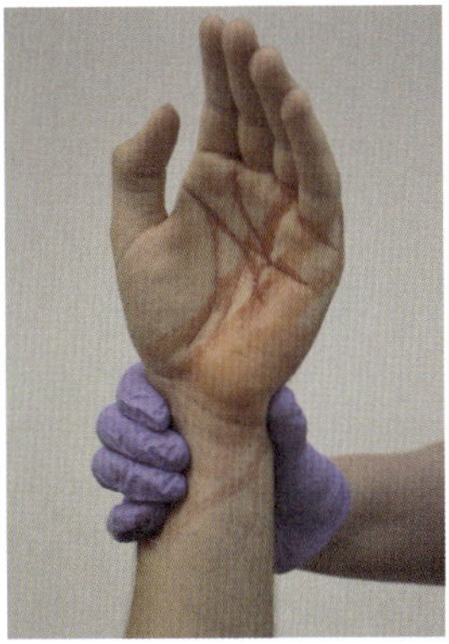

Pressen auf die Wunde

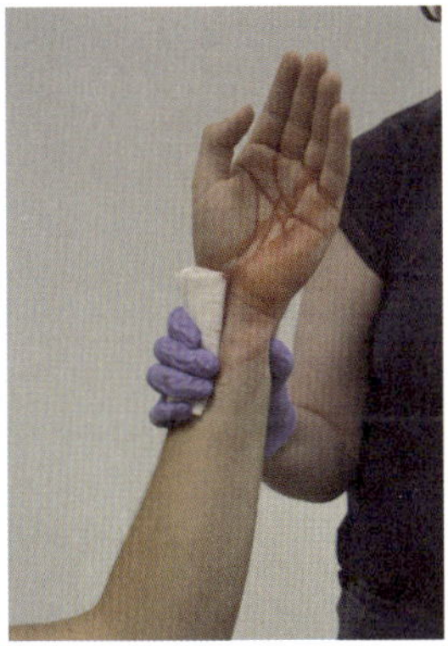

Kompresse auflegen und auf die Wunde pressen

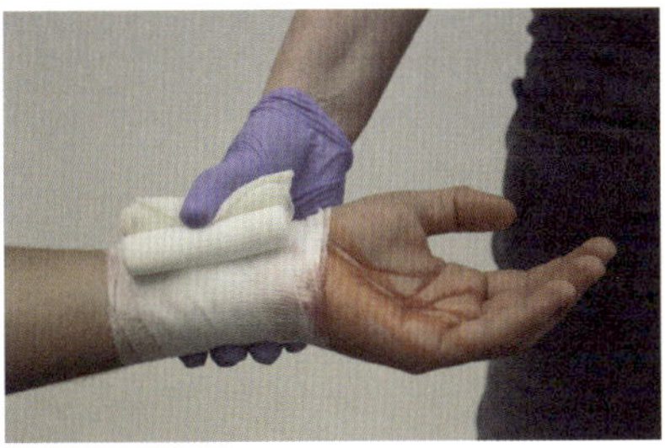

Verbandpäckchen darauf pressen

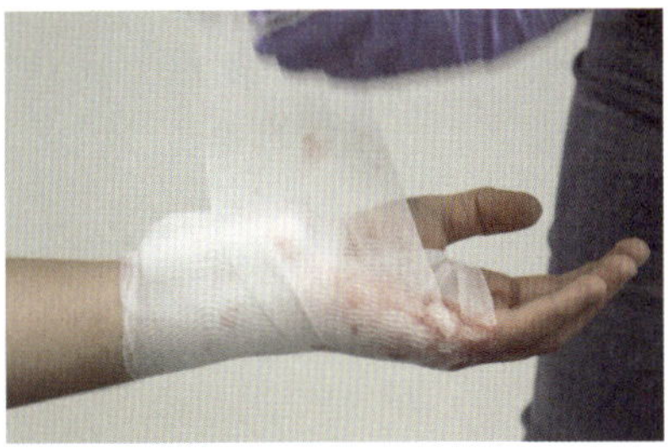

Druckpolster fixieren

Die Binde über dem Druckpolster verknoten. Den verbundenen Arm und die Beine etwas erhöht lagern und den Betroffenen eventuell zudecken. Rettungsdienst 112 alarmieren.

Blutungsstillung am Bein

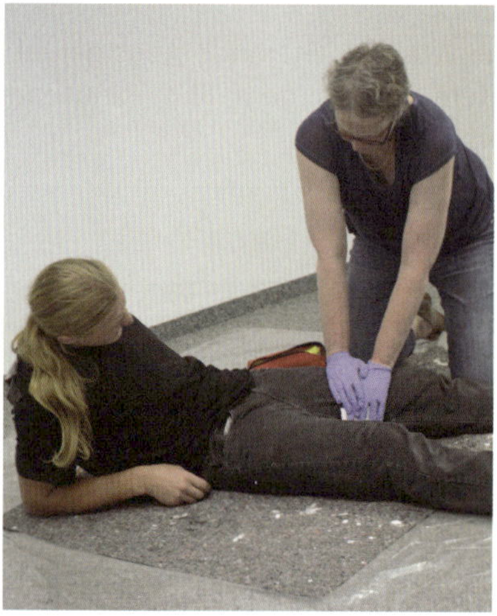

Legen Sie den Betroffenen auf den Rücken. Drücken Sie ein keimfreies Tuch oder Ähnliches auf die Wunde, um die Blutung zu stoppen.

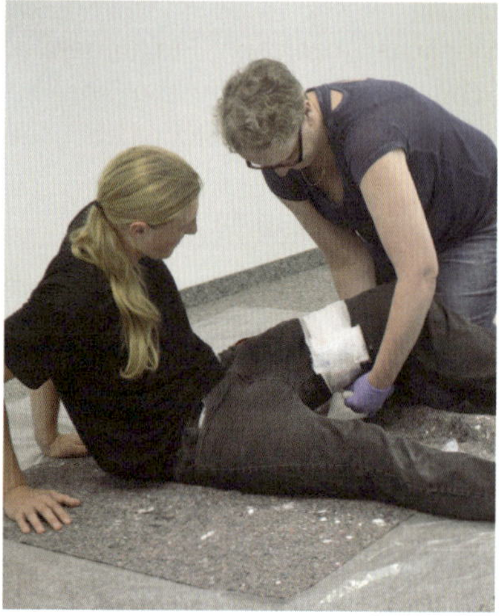

Danach ersetzen Sie dieses Hilfsmittel durch einen Druckverband.

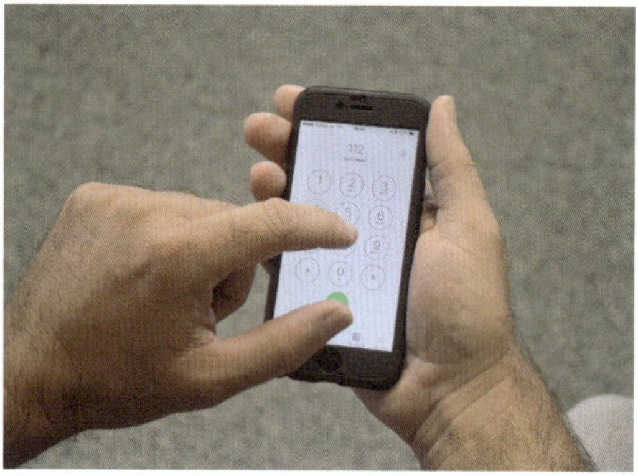

Den Rettungsdienst 112 alarmieren/Notruf.

Brustkorbverletzungen

Mögliche Anzeichen: Prellungen, offene Wunden, Atemnot, Angstgefühl, Schockzeichen, Abhusten von hellrotem schaumigem Blut, bläuliche Finger, bläuliches Gesicht. Lebensgefahr!

Rettungsdienst 112 sofort alarmieren. Lebensgefahr!

Um Hilfe rufen!

Beachten Sie Ihren Eigenschutz, ziehen Sie Einmalhandschuhe an und bewahren Sie selbst Ruhe!

Den Betroffenen ansprechen, beruhigen.

bei Bewusstsein

Den Betroffenen aufrecht hinsetzen, sodass er sich anlehnen kann. Muss er transportiert werden, unter den Achseln anpacken, den Brustkorb nicht umfassen.

bewusstlos

Bei einer offenen Thoraxverletzung keine dicht schließenden Verbände aufbringen, Wunde offen lassen. Bei einer punktuellen Wunde direkten Druck mit Kompresse/Verbandpäckchen auf der Wunde.

Den sitzenden Verletzten stützen. Sorgen Sie für Frischluft.

Stabile Seitenlage durchführen (Seite 39 ff.), den Betroffenen auf die verletzte Seite legen, dadurch kann er besser atmen.

Fremdkörper (Messer o. Ä.) in der Wunde belassen!

Erstickungsanfall durch Fremdkörper in der Luftröhre

Mögliche Anzeichen: Der Betroffene greift sich mit der Hand an den Hals. Sein Gesicht verfärbt sich blaurot und er schnappt nach Luft, kann jedoch nicht einatmen. Es können ein starker Hustenreiz und eventuell ein pfeifendes Geräusch beim Atmen entstehen.

Ruhe bewahren!

Betroffener ansprechbar

- Frage an den Betroffenen: Haben Sie einen Erstickungsanfall?
- Betroffener kann antworten
Betroffener kann husten
- Milde Verlegung

Betroffener nicht ansprechbar/bewusstlos

- Sofort Wiederbelebung mit Thoraxkompression einleiten (Seite 30)
- Betroffener kann nicht antworten
Betroffener ringt nach Luft
Betroffener kann nur schwach husten
- Schwere Verlegung der Atemwege

Betroffenen zum Husten auffordern

Der Betroffene soll den Oberkörper vornüberbeugen
Kräftig zwischen die Schulterblätter schlagen (5x) und den Betroffenen zum Husten bringen.

Alternativ: Knien Sie sich hin und stellen Sie ein Bein auf
Betroffener legt den Oberkörper über den Oberschenkel (Kopf nach unten). Mit der flachen Hand zwischen die Schulterblätter klopfen.

Heimlich-Manöver (A): Tritt keine Besserung ein, umfassen Sie den Betroffenen mit beiden Armen von hinten. Machen Sie eine Faust und legen Sie diese unterhalb des Brustbeins in den Oberbauchbereich. Nun mit der anderen Hand die Faust umfassen und ruckartig bis zu 5 x nach hinten oben drücken (das sog. Heimlich-Manöver).

B: Klopfen Sie danach wieder zwischen die Schulterblätter (je 5 x).

Wenn keine Besserung dann 5 x Heimlich-Manöver (A) und 5 x Klopfen (B) im Wechsel.

Bei Atemstillstand Herz-Lungen-Wiederbelebung durchführen (Seite 30 ff.), zuvor den Rettungsdienst 112 alarmieren.

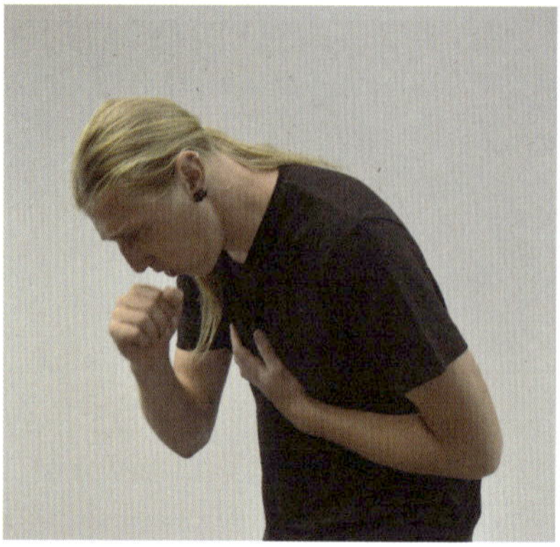

Die betroffene Person zeigt Erstickungsanzeichen.

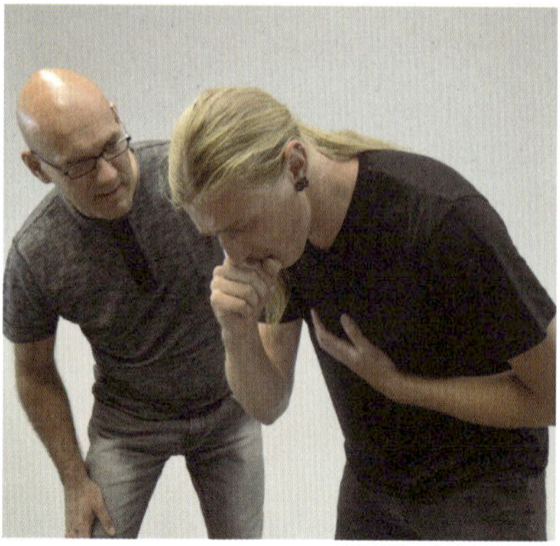

Ermutigen Sie den Betroffenen zu husten.

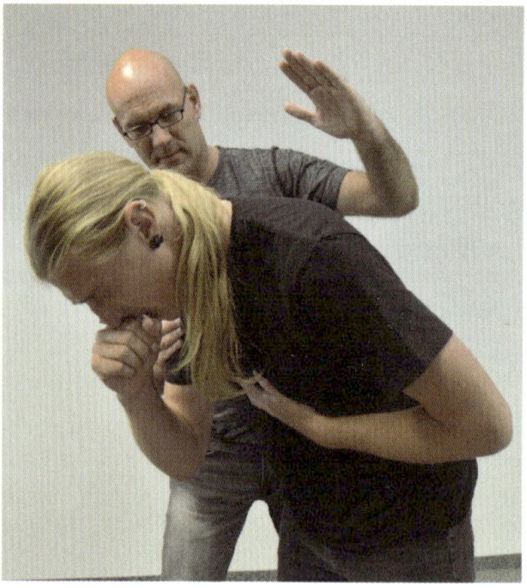

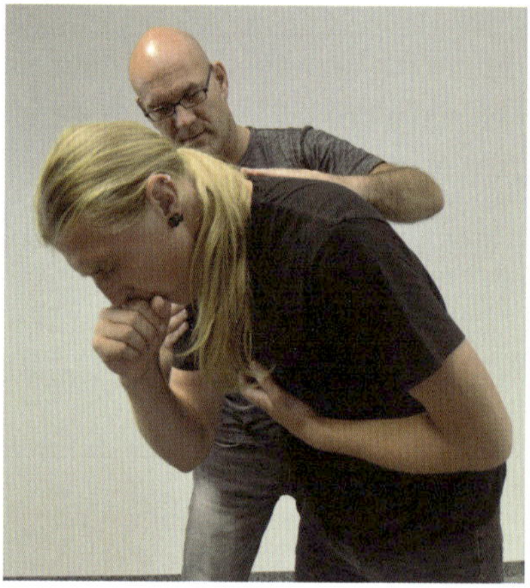

Rückenschläge:
Ist das Husten wirkungslos, geben Sie 5 Rückenschläge zwischen die Schulterblätter.

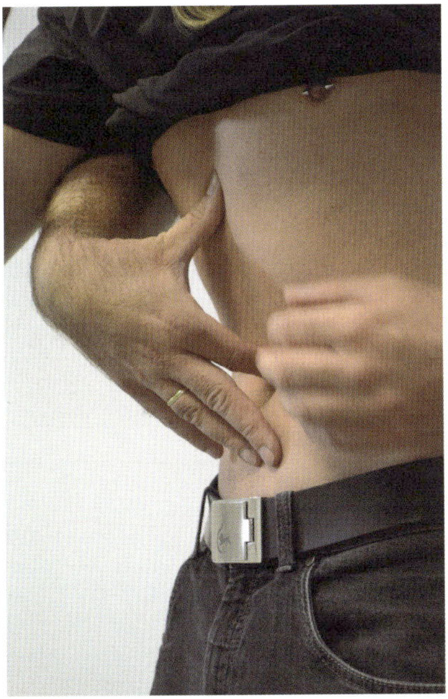

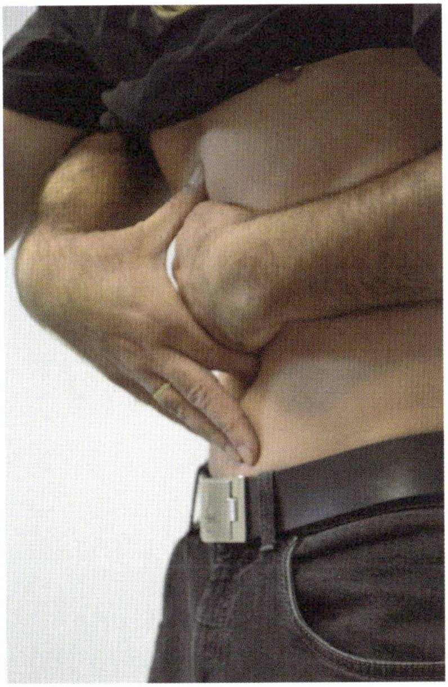

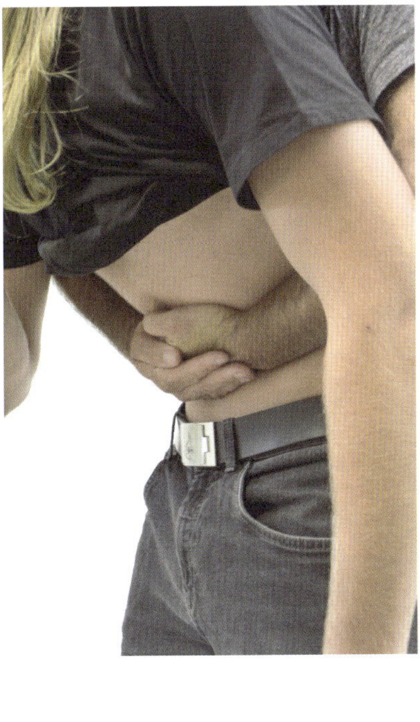

Bauchkompressionen (Heimlich-Handgriff):

Sind auch die Rückenschläge wirkungslos, geben Sie 5 Oberbauchkompressionen.

Das sog. „Heimlich-Manöver" sollte die äußerste Maßnahme darstellen, da diese Organverletzungen hervorrufen kann. Niemals üben!

Stellen Sie sich hinter den Betroffenen und umfassen Sie ihn mit beiden Armen von hinten. Machen Sie eine Faust und legen Sie diese unterhalb des Brustbeins in den Oberbauchbereich.

Nun mit der anderen Hand die Faust umfassen und ruckartig bis zu 5 x nach hinten oben drücken.

Klopfen Sie danach wieder zwischen die Schulterblätter (je 5 x).

Fremdkörperverletzung (Auge)

Anzeichen: Schmerzen im Auge, Unbehagen, Augenrötung, Tränenfluss, verschwommenes Sehen.

Versorgung feststehender Fremdkörper

Gefahr der Einblutung und Erblindung!

Wichtig: Fremdkörper immer stecken lassen! Gefahr bei Entfernung: Vergrößerung der Wunde, starke Blutung, Abbrechen eines Teiles in der Wunde.

Das betroffene Auge mit einer Wundauflage (keimfrei) bedecken, beide Augen verbinden. (Ohne Druck auf Fremdkörper, notfalls auf Verband verzichten!)

Rettungsdienst 112 rufen (bei feststeckenden Fremdkörpern).

Versorgung Staubkörnchen, Mücke o. Ä.

Der Betroffene soll sich setzen und in das Licht schauen.

Mit Daumen und Zeigefinger die Augenlider vorsichtig auseinanderziehen.

Wenn Sie den Fremdkörper (Staubkorn) gesichtet haben, ziehen Sie bzw. der Betroffene das Oberlid vorsichtig über die Wimpern des Unterlids. Der Betroffene soll dann die Augen wieder öffnen. Der Fremdkörper wird durch die unteren Wimpern abgestreift.

Lässt sich der Fremdkörper so nicht entfernen, Augenarzt aufsuchen.

Wenn Sie dem Patienten beide Augen verbinden (um beidseitige Augenbewegung zu vermeiden), lassen Sie den Patienten nie alleine!

Fremdkörperverletzung (Körper)

Anzeichen: Sichtbarer oder vermutbarer Fremdkörper in einer Wunde, Blutung, Schmerzen, Schwellung, Bewegungseinschränkung, Gefühlsstörungen

Eigenschutz wahren und Patienten beruhigen!

Wichtig: Fremdkörper immer steckenlassen! Gefahren bei Entfernung: Vergößerung der Wunde, starke Blutung, Abbrechen eines Teiles in der Wunde

Fremdkörper mittels zweier Verbandpäckchen abpolstern verbinden. (Ohne Druck auf den Fremdkörper, notfalls auf Verband verzeichten!)

Rettungsdienst 112 rufen!

Handelt es sich um einen Fremdkörper in Nase oder Ohr (z. B. bei Kindern), dann ist eine Entfernung nur dann sinnvoll, wenn es bei der Manipulation nicht zu Verletzungen kommen kann. Das Entfernen mit einer Pinzette oder Zange ist also nur sinnvoll, wenn der Gegenstand noch gut von außen zu fassen ist.

Hängetrauma

Das Hängetrauma ist ein lebensgefährlicher Zustand und bedingt durch langes, aufrechtes Sitzen in einem Gurtsystem. Es kommt zu einer Absackung des Blutvolumens in den unteren Körperbereich und somit zu einer Kreislaufdepression und ggf. Verletzungen durch einschneidende Gurte.

Person ansprechen

↓

Gurtrettung einleiten, Rettungsdienst 112 alarmieren.

↓

Alle beengenden Gurte und Kleidungsstücke sind zu öffnen.

↓

Wenn ansprechbar: Person aufrecht lagern!

↓

Ggf. Wundversorgung

↓

Betroffenen überwachen und betreuen.

Bei sofortiger Flachlagerung oder Schocklagerung besteht das Risiko des akuten Herzstillstandes durch den plötzlichen Rückfluss des Blutvolumens!

Trotz Blässe, Schwindel und Kreislaufproblemen darf die Person daher nicht in die Schocklage gebracht werden!

Sollte sich Bewusstlosigkeit und ggf. ein Atemstillstand einstellen ist standardmäßig zu handeln.

Herzinfarkt

Bei einem Herzinfarkt herrscht akute Lebensgefahr.

Maßnahmen während der COVID-19-Pandemie

Persönliche Schutzausrüstung (soweit verfügbar)
- Handschuhe anziehen
- Mund-Nasen-Schutz nutzen

Atemkontrolle
Die Atmung nicht fühlen und die eigene Wange **NICHT** dicht an Wange und Nase des Bewusstlosen halten. Nur eine Sichtkontrolle durchführen.

Besonderheiten bei der Durchführung beachten

Spezielle Verhaltensmaßregeln siehe → Herz-Lungen-Wiederbelebung/Herz-Kreislauf-Stillstand bei Erwachsenen – COVID-19-Verdacht/-Diagnose S. 28

Anzeichen: Starke Schmerzen im Brustbereich, die unterschiedlich ausstrahlen können: linker und/oder rechter Arm, Bauch (besonders bei Frauen), Rücken, Kiefer, Druckgefühl auf der Brust, Angst, Atemnot, Blässe, Übelkeit, Unruhe, Bewusstlosigkeit.

Um Hilfe rufen!

Den Betroffenen ansprechen und beruhigen. Bewusstsein, Atmung und Kreislauf kontrollieren. Für Ruhe sorgen.

nicht ansprechbar, bewusstlos – 112 wählen

Atemkontrolle durchführen (Seite 26 f.); wenn die Atmung vorhanden ist, bringen Sie den Betroffenen in die stabile Seitenlage (Seite 39 ff.). Bei Atemstillstand Herz-Lungen-Wiederbelebung durchführen (Seite 30 ff.).

112 wählen – ansprechbar

Den Betroffenen mit erhöhtem Oberkörper lagern sowie bodennah hinsetzen (nicht hinlegen!), Anstrengung vermeiden, enge Kleidung öffnen, für Frischluft sorgen.

Vitalfunktionen ständig überwachen (Atemkontrolle, Seite 26 f.), bleiben Sie bei dem Betroffenen und beruhigen Sie ihn.

Hitzschlag

Der Hitzschlag ist die schlimmste Form der Überhitzung des Körpers. Dies kann bei langen Wanderungen oder Sport in Sommerhitze entstehen. Es besteht Lebensgefahr!

Anzeichen: Die Person hat rote bis graue trockene Haut, ist benommen bis orientierungslos, schläfrig.

Betroffenen ansprechen/anfassen!

Betroffenen in den Schatten bringen, kühle, aber nicht kalte Tücher in Achseln, auf Stirn und Leisten legen.

bei Bewusstsein

Betroffenen auf dem Boden lagern, Oberkörperhochlagerung.

bei Bewusstlosigkeit

Handeln Sie nach Standardschema (s. Seite 26 f. zu Atemkontrolle, s. Seite 39 f. zu Seitenlage, s. Seite 30 ff. zu Reanimation).

Rettungsdienst 112 rufen!

Betroffenen überwachen und betreuen!

Personen mit Hitzschlag und/oder Sonnenstich nicht in kaltes Wasser eintauchen (z. B. kalte Badewanne)!

Hyperventilation

Mögliche Anzeichen: Tiefe und unnormale, schnelle Atmung, Benommenheit, Angst, Panik, motorische Unruhe.

Den Betroffenen ansprechen/berühren.

Sorgen Sie für Ruhe, gehen Sie mit dem Betroffenen an einen ruhigen Ort.

Stressfaktoren ausschalten und den Betroffenen „runtersprechen“! Wenn sich die Atmung nicht normalisiert, können Sie als letztes Mittel der Wahl dem Betroffenen eine Plastiktüte geben, in die er etwa 10 x langsam aus- und einatmen soll. Danach soll er 2 bis 3 Minuten ohne Plastiktüte tief ein- und ausatmen. Diese Vorgänge bis zur Normalisierung der Atmung durchführen.

Wenn sich keine Besserung einstellt, alarmieren Sie den Rettungsdienst 112.

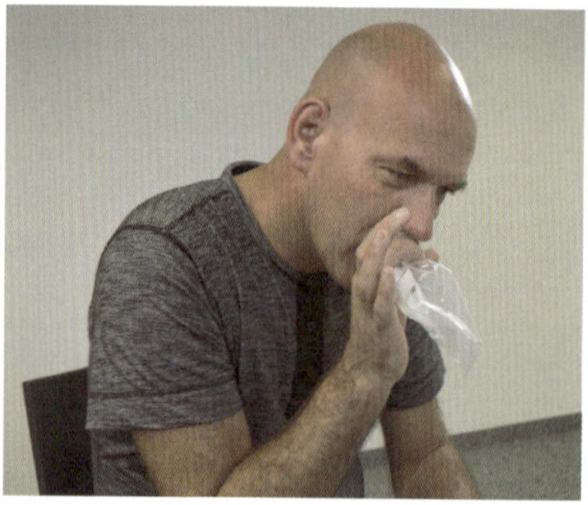

Sorgen Sie für Ruhe, gehen Sie mit dem Betroffenen an einen ruhigen Ort und beruhigen Sie ihn.

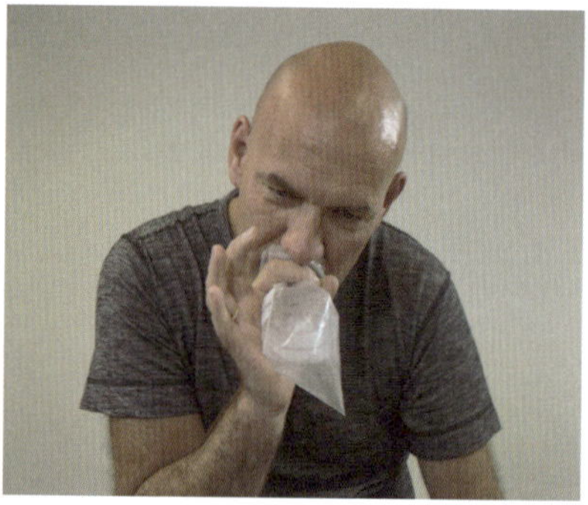

Geben Sie dem Betroffenen eine Plastiktüte, in die er etwa 10 x langsam aus- und einatmen soll.

Knochenbrüche

Anzeichen: Schmerzen, Schwellung, Fehlstellung, abnorme Beweglichkeit, Missempfindungen, Knochenaustritt. Der Patient kann einen Schock erleiden und dadurch blass, schweißig und bewusstseinseingetrübt sein. Bis auf offene Brüche kann ein Bruch nur durch ein Röntgenbild im Krankenhaus ausgeschlossen werden!

Den Betroffenen ansprechen, beruhigen.

offener Bruch

Benutzen Sie Einmalhandschuhe. Versorgen Sie die Wunde mit einem sterilen Wundverband. Üben Sie aber keinen Druck oder Zug auf den Bereich aus!

geschlossener Bruch

Um Schwellungen zu vermeiden, können Sie den betroffenen Bereich vorsichtig kühlen (Eisbeutel o. Ä.). Keinen Druck oder Zug auf den betroffenen Bereich ausüben.

Stellen Sie den betroffenen Bruchbereich ruhig.
Nicht an der Extremität ziehen oder versuchen, den Bruch einzurenken.

Rettungsdienst 112 alarmieren, bzw. alarmieren lassen.

Sofern Beine unverletzt, hochlegen zur Schockprophylaxe (s. Seite 37 f.).
Vitalfunktionen überwachen, den Betroffenen zudecken.

Kopf(platz)wunden/Kopfverletzung

Kopfverletzungen sind häufig in der betrieblichen Ersten Hilfe. Es ist wichtig zu wissen, dass eine äußerliche Wunde zwar stark blutet, aber meist nur einen kleinen Riss darstellt. Gefährlicher ist eine etwaige innere Verletzung („Erschütterung") des Gehirns, woher der Begriff „Gehirnerschütterung" stammt.

Anzeichen sind Übelkeit, Schwindel, Erbrechen, Verwirrtheitszustände, Bewusstseinsstörungen und im schlimmsten Falle die Reanimationspflichtigkeit.

Beobachten Sie daher alle Kopfverletzten, lassen Sie sie nicht alleine laufen und/oder am Straßenverkehr teilnehmen. Sollte es zu o. g. Symptomen (innerhalb von 24 Stunden noch mgl.) kommen, rufen Sie auf jeden Fall den Rettungsdienst 112! Es kann eine innere Blutung vorliegen. Rufen Sie daher immer den Rettungsdienst 112, wenn Sie einen Betroffenen mit Kopfverletzung haben.

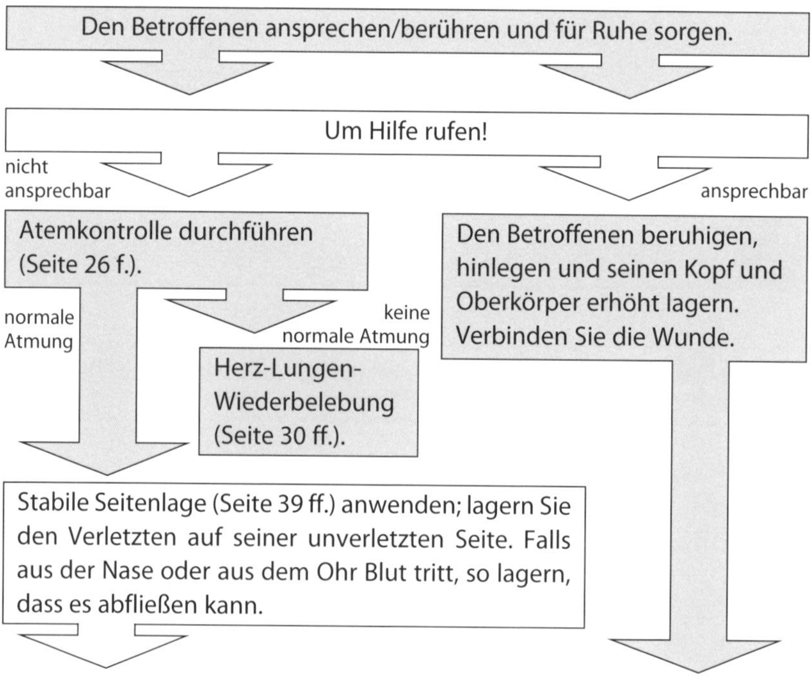

Rettungsdienst 112 alarmieren.

Bleiben Sie bei dem Betroffenen und überwachen Sie seine Vitalfunktionen. Bei Bewusstseinsverlust stabile Seitenlage, bei Atemstillstand Herz-Lungen-Wiederbelebung durchführen.

Krampfanfälle (hirnbedingt)/Epilepsie

Mögliche Anzeichen: Plötzliches Umfallen, Muskelzuckungen und Verkrampfungen an Armen und Beinen, ggf. Einnässen, vermehrter Speichelfluss, Bewusstlosigkeit.

Um Hilfe rufen.

↓

Wenn möglich, den Betroffenen beim Sturz abfangen.

↓

Sofort Rettungsdienst 112 alarmieren!

↓

Den Betroffenen während des Anfalls nicht festhalten und nichts in den Mund stecken. Eventuell den Kopf unterpolstern und den Betroffenen vor umliegenden Gegenständen schützen.

↓

- Betroffener ist nach dem Ende des Krampfes ansprechbar.
  - Weiterhin Vitalfunktionen überwachen.
  - ↓
  - Beruhigend auf den Betroffenen einwirken.
- Betroffener ist nach dem Ende des Krampfes bewusstlos.
  - Betroffenen in Seitenlage stabile bringen.
  - ↓
  - Vitalfunktionen überwachen.
- Betroffener hat Atemstillstand oder Kreislaufstillstand.
  - Herz-Lungen-Wiederbelebung (Seite 30 ff.)

Ein hirnbedingter Krampfanfall muss immer im Krankenhaus untersucht werden. Entweder liegt die chronische Erkrankung „Epilepsie" oder ein sog. „symptomatischer Anfall" vor, der jedem passieren kann, z. B. durch Schlafmangel, hohen Stresspegel, Medikamentenfehldosierung, Kopfverletzung, Vergiftung, Blutzuckerentgleisung ...

Achtung: Ein Krampfanfall kann immer auch Zeichen eines Kreislaufstillstands sein. Deswegen unbedingt die Vitalfunktionen nach Ende der äußeren Zeichen eines Krampfes weiter beobachten, bis der Rettungsdienst eintrifft.

Lärmtrauma

Ein Lärmtrauma wird durch kurzfristigen und/oder mittelfristigen hohen Geräuschpegel verursacht.

Dies kann u. a. bei Bauarbeiten, Explosionen oder Konzerten passieren und das Gehör des Betroffenen nachhaltig schädigen.

Der Betroffene klagt in der Regel über Hörverlust, Pfeifen, Rauschen und Fiepen sowie Schmerzen im Ohr- und Kopfbereich.

Die bestmögliche Hilfe stellt die zeitnahe Versorgung durch den Rettungsdienst und die Verbringung in eine Hals-Nasen-Ohren-Abteilung eines Krankenhauses dar.

Lärmquellen abstellen/Betroffenen in ruhigeren Bereich bringen.

↓

Person beruhigen und betreuen.

↓

Rettungsdienst 112 rufen!

↓

Weiterhin für ruhiges Umfeld sorgen und Person betreuen.

Nasenbluten

Beachten Sie Ihren Eigenschutz! Ziehen Sie Einmalhandschuhe an. Beruhigen Sie den Betroffenen.

Der Betroffene soll seinen Oberkörper und Kopf nach vorn beugen. Setzen Sie ihn gegebenenfalls vor ein Waschbecken oder ein anderes Auffangbehältnis.

Legen Sie dem Betroffenen ein nasses, kaltes Tuch, Kältepackungen oder Eisbeutel in den Nacken.

Keine Watte o. Ä. in die Nase stopfen, da das Blut abfließen soll. Bei sehr starken und anhaltenden Blutungen ist der Rettungsdienst zu alarmieren.

Bei der Verwendung von Kältepackungen oder Eisbeuteln diese immer in ein Tuch wickeln, um so die Gefahr einer Erfrierung zu vermeiden.

Schlaganfall

Mögliche Anzeichen: Halbseitige Lähmungserscheinungen, Gesichtslähmung, Verwirrtheitszustände, Sturzneigung, Speichelfluss, hängender Mundwinkel, Sprachschwierigkeiten, Schluckbeschwerden, plötzliche schwere Kopfschmerzen, Übelkeit, Atem- und Kreislaufstörungen, Bewusstlosigkeit.

Um Hilfe rufen.

↓

Den Betroffenen ansprechen/berühren und für Ruhe sorgen.

↓

Rettungsdienst 112 alarmieren bzw. von einem Dritten alarmieren lassen.

↓

Bewusstsein, Atmung und Kreislauf kontrollieren.

bewusstlos: Bei intakter Atmung bringen Sie den Betroffenen in die stabile Seitenlage (Seite 39 ff.). Bei Atemstillstand Herz-Lungen-Wiederbelebung (Seite 30 ff.) durchführen.

bei Bewusstsein: Setzen Sie den Betroffenen mit erhöhtem Oberkörper hin (bodennah lagern). Betreuen und beruhigen Sie ihn und sorgen Sie für Ruhe. Eventuell können Sie betroffene Gliedmaßen polstern.

Bei Halbseitenlähmung nicht auf die gelähmte Seite lagern. Nicht an den betroffenen Extremitäten ziehen.

Bei Speichelfluss muss die Person auch schon in noch wachem Zustand in die stabile Seitenlage gebracht werden, um Verschlucken zu verhindern.

Wegen der Schluckbeschwerden sollte der Betroffene nach einem Schlaganfall nichts essen und trinken.

Schlaganfall

Schock

Ein Schock ist in der Medizin kein „Schreck“, sondern ein durch Blutungen oder Verbrennungen hervorgerufener Volumenmangel im Gewebe. Es entsteht ein Missverhältnis zwischen benötigter und tatsächlich vorhandener Blutmenge im Körper. Umso wichtiger ist die frühzeitige Gegensteuerung bei folgenden Anzeichen: Blässe, Schweiß, Unruhe, Angst, Verwirrtheitszuständen, starken Schmerzen und anhaltendem Blutverlust.

Betroffenen erst ansprechen/anfassen, den Schock erkennen.

↓

Ständige Betreuung und Zuwendung sind mit das Wichtigste. Mögliche Schockursachen beseitigen, wie etwa größere Blutungen stillen (Seite 60 f.) oder Brandwunden mit Wasser abkühlen (Seite 91 ff.).

↓

Den Betroffenen in Rückenlage auf eine Decke legen und beruhigen. Sorgen Sie für Ruhe.

↓

Die Beine hochlegen (ca. 20 bis 30 cm).

↓

Rettungsdienst 112 alarmieren.

↓

Enge Kleidung lockern, den Patienten zudecken und wärmen.

↓

Vitalfunktionen kontrollieren.

Vermeiden Sie die Schocklage bei Verletzungen am Kopf, im Brustkorbbereich, im Beckenbereich oder der Wirbelsäule sowie bei Beinbrüchen.

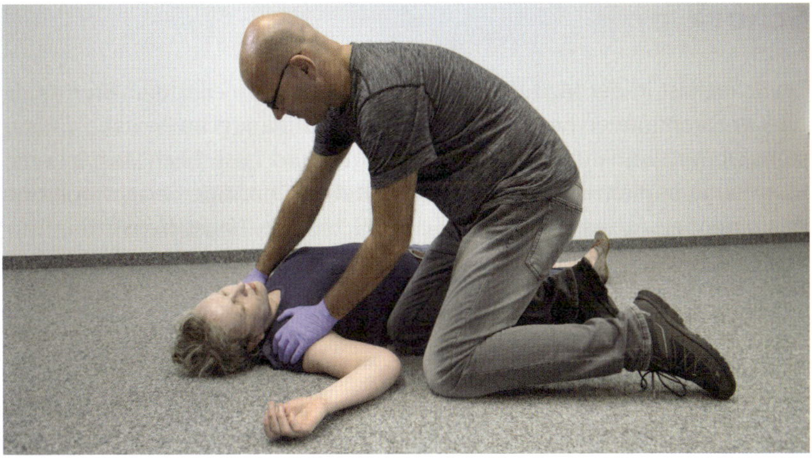

Den Betroffenen in Rückenlage auf eine Decke legen und beruhigen.

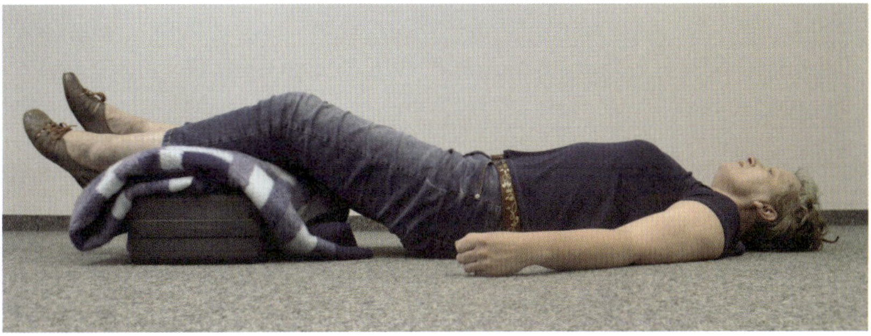

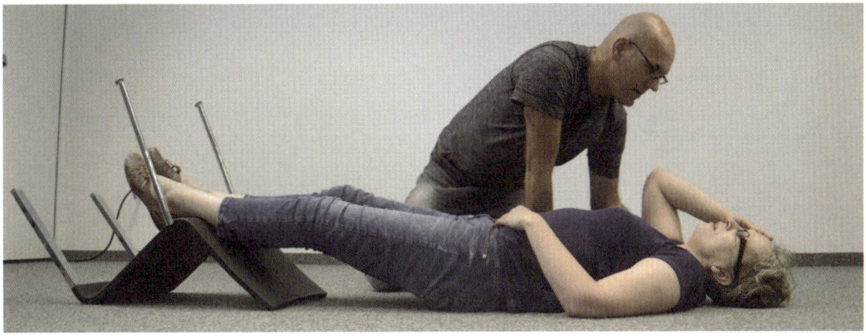

Die Beine hochlegen und den Betroffenen zudecken.
Alternativ können Sie die Beine des Betroffenen auch über Ihre eigenen legen.

Sonnenstich

Durch punktuelle stundenlange Sonneneinstrahlung auf den Kopf (z. B. Sonnenbaden, Arbeiten in praller Sonne, Wanderung) kommt es zu einer Reizung der Hirnhäute, die auch das Rückenmark umgeben. Dies kann zu einem entzündlichen Prozess führen, der sich in Kopfschmerzen, Übelkeit, Erbrechen, Schwindel und Nackensteifigkeit manifestiert. Wichtig: Die Anzeichen können auch erst Stunden nach der Sonnenexposition eintreten!

Betroffenen ansprechen/anfassen.

↓

Ggf. Betroffenen in kühlen, schattigen Bereich bringen.

↓

Oberkörper am Boden hochlagern, kühle, aber keine eiskalten Getränke geben, Kleidung öffnen, kühle Tücher auf Stirn, Achseln und Leisten legen.

↓

Rettungsdienst 112 rufen!

↓

Betroffenen überwachen und betreuen!

Bei Bewusstlosigkeit handeln Sie nach Standardschema (s. Seite 26 f. zu Atemkontrolle, s. Seite 39 ff. zu Seitenlage, s. Seite 30 ff. zu Reanimation).

Stromschlag/Blitzschlag

Hochspannung: Blitzschlag/Fahrleitungsdrähte von Straßen- und Eisenbahnen. Gefahr, dass bei geringem Abstand der Strom überspringt (ohne Berührung!).

Niedrigspannung: Haushalts- und Starkstrom wie bspw. in Küchengeräten, Steckdosen bzw. auf Baustellen.

Bewusstlose Betroffene mit punktförmigen oder linearen Verbrennungen: Verdacht auf Blitzschlag und entsprechendes Vorgehen.

Beachten Sie Ihren Eigenschutz, berühren Sie den Betroffenen nicht, solange er sich im Stromkreis befindet! Stromquelle ausschalten.

Hochspannung

Rettungsdienst und Feuerwehr (112) alarmieren mit Hinweis auf Hochspannungsunfall.

Unter keinen Umständen der Unglücksstelle nähern. Den Gefahrenbereich weiträumig absichern (Abstand mind. 50 bis 100 Meter) und auf die Feuerwehr warten!

Niedrigspannung

Stromkreislauf unterbrechen durch Ziehen des Netzsteckers oder Ausschalten der Hauptsicherung. Gegen Wiedereinschalten sichern.

Rettungsdienst und Feuerwehr (112) alarmieren mit Hinweis auf Niederspannungsunfall.

Prüfen Sie Bewusstsein, Atmung und Kreislauf des Betroffenen. Bei Bewusstlosigkeit stabile Seitenlage (Seite 39 ff.), bei Atemstillstand Herz-Lungen-Wiederbelebung durchführen (Seite 30 ff.).

Mögliche Wunden und Verbrennungen versorgen (Seite 91 ff.).

Warten auf Rettungsdienst und Feuerwehr.

Berühren Sie unter keinen Umständen Betroffene, die noch Kontakt zu der Stromquelle haben.

Unterzuckerung

Mögliche Anzeichen: Kopfschmerzen, Unruhe, Zittern, Schwäche, Ohnmacht, Hunger, nasskalte Haut, Schweißausbruch, Konzentrationsprobleme, psychotische Verhaltensstörungen, Bewusstlosigkeit.

Den Betroffenen ansprechen/anfassen, leicht an den Schultern rütteln.

bewusstlos

Rettungsdienst 112 alarmieren.

Atemkontrolle durchführen (Seite 26 f.). Ist die Atmung intakt, bringen Sie den Betroffenen in die stabile Seitenlage (Seite 39 ff.). Bei Atemstillstand Herz-Lungen-Wiederbelebung durchführen (Seite 30 ff.).

bei Bewusstsein

Der Betroffene muss unverzüglich Kohlenhydrate (Traubenzucker, Schokolade, Süßgetränke ...) zu sich nehmen.

Nach Besserung ggf. weitere Hilfe ersuchen.

Jede gesunde Person kann unterzuckern, wenn sie nicht genug Zucker durch Nahrung und Flüssigkeit zu sich nimmt. Wichtig ist, dass die Person diese „Energie" nun durch Süßgetränke und/oder Süßspeisen nachfördert, damit sich der Zuckerspiegel im Körper wieder ausgleichen kann.

Viele „Kreislaufnotfälle" begründen sich auf eine ursprüngliche Unterzuckerung. Daher ist es auch bei Kreislaufnotfällen wichtig, zuckerhaltige Getränke zu geben, um eine evtl. Unterzuckerung auszugleichen.

Verätzungen der Augen

Mögliche Anzeichen: Verätzungen der Augen sind sehr schmerzhaft, Sehstörungen, Tränenfluss, Schwellungen am Auge, rote Augen, Augen können nicht geöffnet werden.

Eigenschutz beachten (Handschuhe). Beruhigen Sie den Betroffenen.

Immer den Rettungsdienst 112 rufen – es besteht Erblindungsgefahr!

Der Betroffene soll sich setzen. Halten Sie das verätzte Auge sorgsam mit Daumen und Zeigefinger auf und spülen Sie es unter einem lauwarmen Wasserstrahl von innen nach außen gründlich und lang. Schützen Sie das gesunde Auge!

Verbinden Sie ggf. beide Augen mit sterilem Verbandmaterial. Betreuen Sie den Betroffenen, bis der Rettungsdienst eintrifft.

Verätzungen der Haut

Verätzungen der Haut

Das betroffene Areal ist gerötet, weißlich, angeschwollen, ggf. löst sich Haut ab. Der Patient hat starke Schmerzen.

Beachten Sie an der Unfallstelle Ihren Eigenschutz. Gegebenenfalls die Fenster öffnen.

Kleidungsstücke, an denen Lauge oder Säure ist, entfernen. Beachten Sie dabei Ihren Eigenschutz! Benutzen Sie bspw. säureresistente Handschuhe.

Die betroffenen Körperstellen unter kühlem und fließendem Wasser sorgfältig spülen, bis die Schmerzen nachlassen.

Beachten Sie, dass beim Spülen die gesunde Haut nicht zusätzlich mit dem von der betroffenen Stelle abfließenden Wasser verätzt wird.

Verbinden Sie die Wunde mit Verbandmaterial.

Alarmieren Sie den Rettungsdienst 112.

Wenn kein Wasser vorhanden ist, tupfen Sie die betroffene Stelle ab. Tupfer immer nur einmal verwenden!

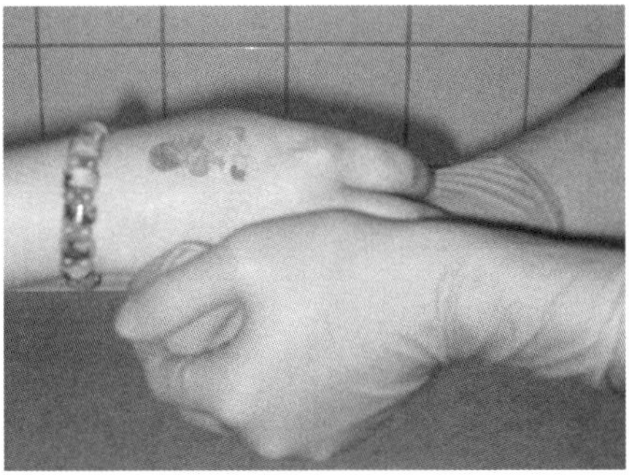

Benutzen Sie säureresistente Handschuhe zum Eigenschutz.

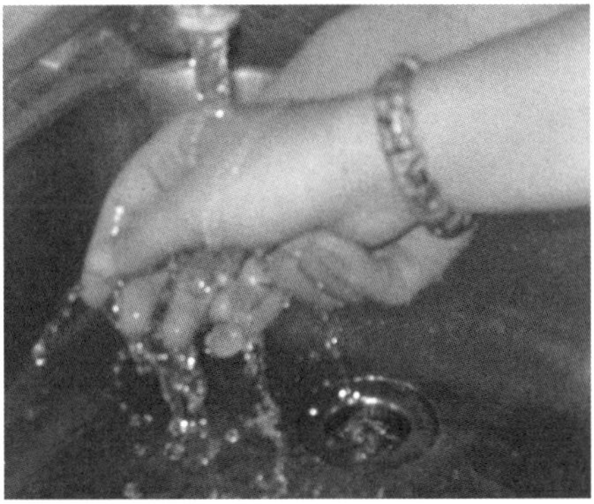

Hand unter fließendes Wasser halten.

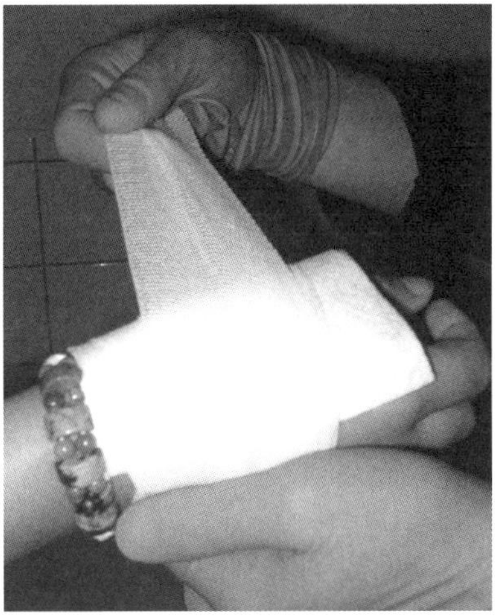

Verbinden Sie die Hand mit einem Wundverband.

Verätzungen Magen/Darm, Speiseröhre und Mund

Betroffenen niemals zum Erbrechen bringen („zweite Verätzung")!

↓

Geben Sie dem Betroffenen schluckweise Wasser oder Tee. Bei schäumenden Stoffen **keine** Flüssigkeit geben!

↓

Alarmieren Sie den Rettungsdienst 112.

↓

Rufen Sie die Giftnotrufzentrale an und folgen Sie den Anweisungen (Nummern auf Seite 158).

Wenn die Person beatmungspflichtig wird: Nur mit einer Beatmungsmaske beatmen! Ohne Beatmungsmaske: Nur Herzdruckmassage mit Handschuhen!

Verbrennungen/Verbrühungen

Verbrennungsgrad: Bei Verbrennungen 2. und 3. Grades treten Hautrötung und Blasenbildung auf. Das Gewebe ist verbrannt und grauweiß oder schwarz. Es besteht Schockgefahr, der Betroffene hat starke Schmerzen.

Beachten Sie Ihren Eigenschutz, verbrennen Sie sich nicht selbst!

Brennende Menschen sofort mit Wasser löschen oder die Flammen mit einer Decke o. Ä. ersticken.

Die Brandwunden mit Wasser abkühlen (kein eiskaltes Wasser verwenden, nicht unterkühlen) oder den betroffenen Bereich in Wasser tauchen, bis die Schmerzen abklingen (maximal 10 Minuten). Bei einer schwer verbrannten Fläche, die größer als zwei DIN-A4-Blätter (Erwachsene) ist: Nicht mehr kühlen! Beruhigen Sie den Betroffenen.

Wegen der Gefahr einer Infektion die Wunden mit sterilem Verbandtuch vorsichtig bedecken.

Rettungsdienst 112 alarmieren.

Bei Bewusstsein: Beine hochlegen, wärmen (!) und betreuen.

Vitalfunktionen überwachen, bei Atemstillstand Herz-Lungen-Wiederbelebung durchführen (Seite 30 ff.).

Leichte, kleine Verbrennungen können Sie wie bisher unter Leitungswasser kühlen.

Brandwunden nicht berühren, Brandblasen nicht öffnen und keine Salben auftragen. Infektionsgefahr! Bei Schockanzeichen die Beine erhöht lagern (s. Seite 36 f.).

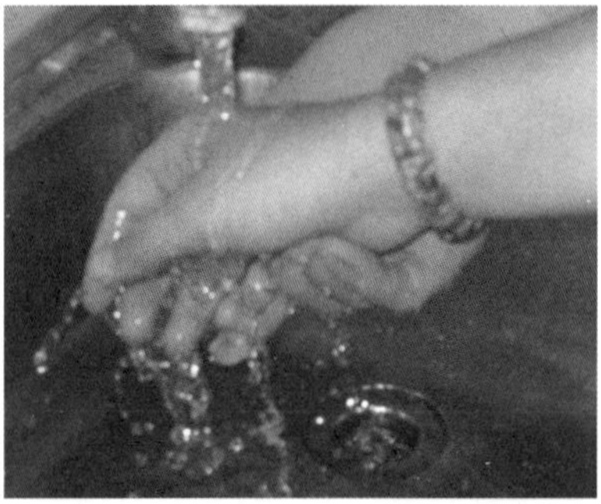

Die Brandwunden mit Wasser abkühlen (nicht eiskalt, nicht unterkühlen).

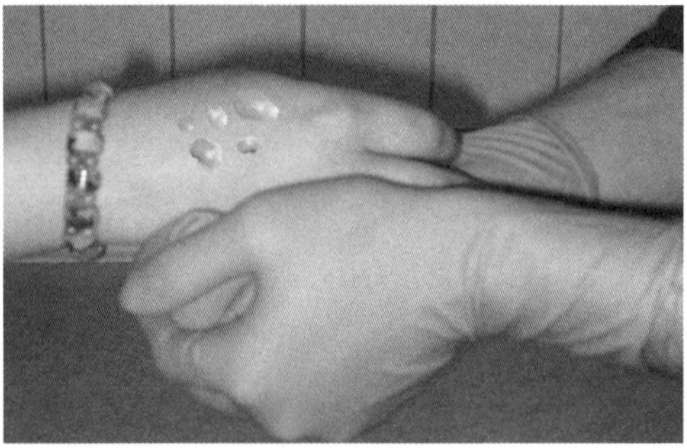

Brandblasen nicht öffnen!

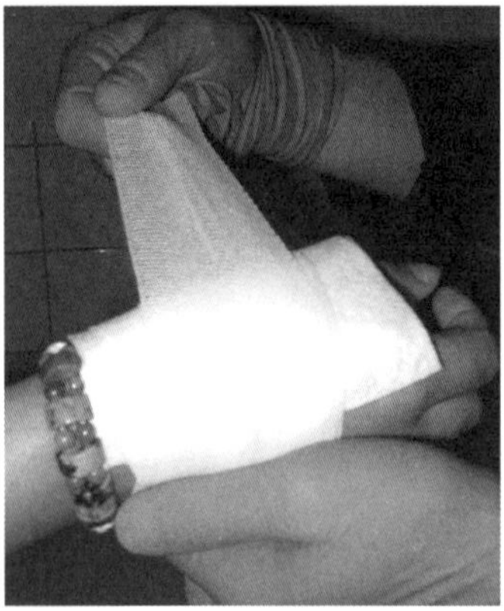

Nach der Kühlung die Brandwunde mit einem Verbandtuch locker verbinden.

Vergiftungen (Gas)

Mögliche Anzeichen: Kopfschmerzen, Übelkeit, Erbrechen, Bewusstlosigkeit, rosige Gesichtsfarbe.

Beachten Sie Ihren Eigenschutz, Gase können in geschlossenen Räumen explosiv sein. Äußerste Vorsicht bei Rauch- und Gasgeruch.

Rettungsdienst 112 alarmieren.

Beachten Sie Ihren eigenen Schutz, lüften Sie den betroffenen Raum.

Bringen Sie den Betroffenen an die frische Luft.

Den Betroffenen ansprechen/anfassen. Bewusstsein und Atmung prüfen. Bei Bewusstlosigkeit stabile Seitenlage (Seite 39 ff.), bei Atemstillstand Herz-Lungen-Wiederbelebung durchführen (Seite 30 ff.).

Achtung: Seien Sie sehr vorsichtig bei Kohlendioxid!

Kohlendioxid ist ein geruchloses Gas, das schwerer als Luft und unsichtbar ist. Es entsteht bei biologischen Zersetzungsprozessen, bspw. in Gärkellern, Futtersilos, Schächten, Gruben. In kürzester Zeit tritt der Tod ein. Unternehmen Sie in geschlossenen Räumen keine Rettungsversuche. Lebensgefahr! Warten Sie dann auf die Feuerwehr. Der Eigenschutz geht vor!

Vergiftungen (Haushaltsmittel, Drogen, Medikamente, Pflanzen ...)

Mögliche Anzeichen: Bauchschmerzen, Übelkeit, Erbrechen, Durchfall, Juckreiz, Schwellung, Ausschlag, Atem- und Kreislaufbeschwerden, Schwindel, Krämpfe, Schweißausbrüche, Bewusstseinstrübung, Atem- und Kreislaufstillstand.

Beachten Sie Ihren Eigenschutz, benutzen Sie Handschuhe, bei Beatmung eine Beatmungsmaske.

↓

Den Betroffenen ansprechen/anfassen. Bewusstsein und Atmung prüfen. Bei Bewusstlosigkeit stabile Seitenlage (Seite 39 ff.), bei Atemstillstand Herz-Lungen-Wiederbelebung durchführen (Seite 30 ff.).

↓

Sofort den Rettungsdienst 112 alarmieren.

↓

Lagerung nach Wunsch oder stabile Seitenlage (Seite 39 ff.). Decken Sie den Betroffenen zu.

↓

Achtung: kein Erbrechen herbeiführen.

Was können Sie den Betroffenen abfragen?

Angaben für den Rettungsdienst/Notarzt:

- **Welches Gift/welche Mischung/Konzentration?**
- **Wie viel Gift wurde eingenommen?**
- **Wann wurde das Gift eingenommen?**
- **Alter und Gewicht?**
- **Suizidale Absicht?**

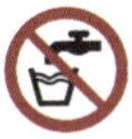

Bei Schaumbildnern (Spülmittel) dürfen keine Flüssigkeiten verabreicht werden.

Bei ätzenden Stoffen bewirkt das Erbrechen eine weitere Verätzung der Speiseröhre. Am besten sind das Verdünnen und Nachtrinken von reichlich Wasser oder Tee.

Wirbelsäulenverletzung/Sturz aus großer Höhe

Mögliche Anzeichen: Rückenschmerzen, Bewegungseinschränkungen, Taubheitsgefühle, keine Schmerzen trotz offensichtlicher Verletzung, unkontrollierter Stuhl- und Urinabgang, Atmungsproblematiken.

Um Hilfe rufen.

↓

Den Betroffenen ansprechen und beruhigen.

↓

Alarmieren Sie den Rettungsdienst 112.

↓

Verändern Sie die Lage des Betroffenen nur, wenn es unbedingt nötig ist.

↓

Ist oder wird der Betroffene bewusstlos, müssen Sie ihn in die stabile Seitenlage bringen (Seite 39 ff.).

↓

In Seitenlage den Kopf leicht überstrecken und Kinn halten, bis der Rettungsdienst eintrifft.

Teil B:
Reanimation für medizinisches Personal und im klinischen Umfeld

Die Überlebenskette

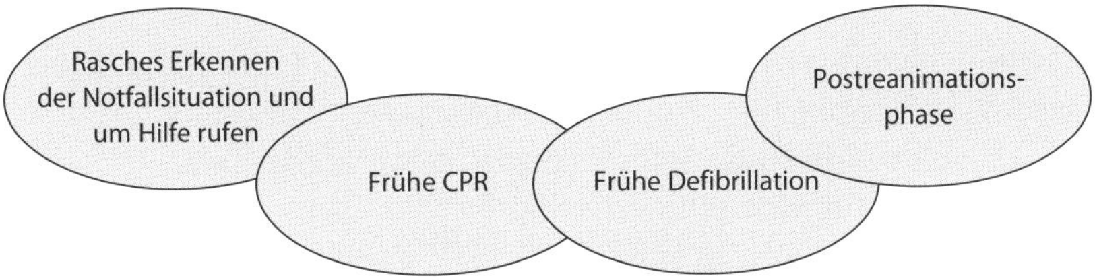

Notfallanamnese nach dem ABCDE-Schema

Die Untersuchung kritisch kranker oder verletzter Patienten soll auf Basis einer Prioritätenliste erfolgen. Mit dem Schema wird beabsichtigt, das als Erstes zu behandeln, was als Erstes zum Tod führt.

A – Atemweg (Airway)
B – Beatmung (Breathing)
C – Kreislauf (Circulation)
D – Defizit neurologisch (Disability)
E – Exploration (Exposure, Environment)

A: Atemwege – Prüffragen

- Atemwege frei?
- Atmung vorhanden?
- Risiko einer Atemwegsverlegung vorhanden?

B: Beatmung – Prüffragen

- Thorax normal (bei Inspektion, Auskultation, Palpation)?
- Stauung der Halsvenen?
- Patient zyanotisch?

C: Kreislauf – Prüffragen

- Puls tastbar?
- Pulsqualität/Frequenz?
- Blutdruckhöhe?
- Innere oder äußere Blutungen?
- Fraktur großer Knochen?

D: Defizit – Prüffragen

- Pupillenreaktion vorhanden? / Glasgow Coma Scale (GCS) erheben
- Blutzuckerhöhe?
- Bewusstseinslage?
- Intoxikation oder Stoffwechselentgleisung vorhanden?

E: Exploration – Prüffragen

- Ergebnis des Body-Check (der Ganzkörperuntersuchung)
- Körperregionen, die durch ein Trauma betroffen sind, stabil?

SAMPLE-Schema zur ausführlicheren Anamnese

Das Sample-Schema ist ein Schema, das die Notfallanamnese stark erweitert und gerade auch für notfallmäßige Narkoseeinleitungen angewandt wird. Ist eine Selbstauskunft durch den Patienten nicht möglich, dann ist auch eine Fremdanamnese möglich. Je nach Notfall muss das Schema angepasst werden. Handelt es sich um einen internistischen Notfall, dann wird es erweitert: SAMPLER. Handelt es sich um ein Trauma, dann wird es verkürzt: AMPLE.

Zur Erhebung gehören:

S = Symptome (symptoms)

A = Allergien (allergies)

M = Medikation (medication)

P = medizinische Vorgeschichte (past medical history)

L = letzte Nahrungsaufnahme (last oral intake)

E = Ereignisse, die dem Vorfall vorausgegangen sind (Events prior to incident)

R = Risikofaktoren (risk factors)

In Bezug auf die Symptomermittlung können folgende Fragen die genaue Erfassung erleichtern:

- Beginn der Beschwerden?
- Akuter oder langsamer Beginn der Beschwerden?
- Tätigkeiten des Patienten bei Einsatz der Symptome?
- Verstärken oder Lindern der Beschwerden möglich?
- Lageabhängige Beschwerden?
- Schmerzqualität?
- Schmerzlokalisation?
- Schmerz ausstrahlend?
- Stärke der Schmerzen?
- Änderung der Beschwerden im Zeitverlauf?

Präklinische Reanimation – Hinweise zum optimalen Vorgehen

Zu beachten

Grundsätzlich gilt: Bis ein einsatzfähiger (geladener) Defibrillator zur Verfügung steht, soll qualitativ hochwertige kardiopulmonale Reanimation (CPR) durchgeführt werden. Ist der Defibrillator einsatzbereit, soll er sofort genutzt werden.

Innerklinischer Kreislaufstillstand bei COVID-19-Verdacht oder gesicherter Diagnose

Verhalten im Vorfeld

- Identifikation der Patienten mit COVID-19-ähnlicher Erkrankung mit Risiko für Verschlechterung oder Kreislaufstillstand
- Entscheidung über Durchführung von Wiederbelebungsmaßnahmen im Vorfeld, wenn Wiederbelebung aus medizinischer Sicht unangemessen (schweres COVID-19-Lungenversagen mit fehlender Eignung für tracheale Intubation, invasive Beatmung oder Unterstützung mehrerer Organsysteme) – Do not attempt resuscitation
- Verfügbarkeit und Nutzung von persönlicher Schutzausrüstung sichern (Anlegen der Schutzausrüstung von Beginn der Wiederbelebungsmaßnahmen)
- Schutzausrüstung bei Thoraxkompression oder Atemwegseingriffen (= Schutzausrüstung gegen Aerosole): FFP3-Maske (nur wenn nicht verfügbar FFP2-Maske), Augen- und Gesichtsschutz, langärmliger Schutzkittel und Handschuhe
- Virusfilter oder HEPA-Filter zwischen Beatmungsbeutel und Atemweg verwenden
- Bei Nutzung eines Defibrillators/Anbringen der Klebepads – Schutzausrüstung: flüssigkeitsabweisende chirurgische Maske, Augenschutz, kurzärmliger Schutzkittel und Handschuhe ausreichend

Maßnahmen bei einem innerklinischen Kreislaufstillstand bei Patienten mit bestätigter oder vermuteter COVID-19-Infektion

Keine Reaktion/keine normale Atmung beim Patienten

↓

Notfallalarm auslösen/um Hilfe rufen

↓

Lebenszeichen/Puls prüfen

↓

Atemkontrolle **NICHT** Hören auf die Atemzüge und **NICHT** Wange in die Nähe des Gesichts des Patienten bringen

↓

Notruf für COVID-Kreislaufstillstand durch zweite Person auslösen lassen

↓

Defibrillator holen lassen

↓

Defibrillator einschalten

↓

Anlegen der Defi-Pads

↓

Abgabe eines Schocks bei Kammerflimmern/pulsloser ventrikulärer Tachykardie

↓

Bei erfolgloser Defibrillation und angelegter persönlicher Schutzausrüstung Beginn mit Thoraxkompression	Bei erfolgloser Defibrillation und Fehlen der entsprechenden Schutzausrüstung gegen Aerosoloe Abgabe von bis zu zwei weiteren Schocks

↓

Anwendung eines AED: Anweisungen befolgen

Keine Lebenszeichen ➔ Thoraxkompressionen bis Eintreffen der Beutel-Maske

↓

Sauerstoffmaske anlegen und nutzen bis Beutel-Maske vorhanden

↓

Beutel-Maske-Beatmung verfügbar ➔ Verhältnis Kompression zu Beatmung 30:2

Virusfilter (HME- oder HEPA-Filter) zwischen Beatmungsbeutel und Atemwegen verwenden

Durchführung der manuellen Beatmung nur durch erfahrenes Personal und in 2-Helfer-Technik durchführen

Minimieren der Beutel-Maske-Beatmung durch frühzeitige endotracheale Intubation oder Einführung eines supraglottischen Atemwegs, ggf. Video-Laryngoskopie durchführen

Supraglottischer Atemweg ➔ Kompression zu Beatmung im Verhältnis 30:2 – Achtung: Unterbrechung der Kompression zum Schutz vor Aerosol-Bildung

↓

Behebung reversibler Ursachen des Kreislaufstillstands ➔ Beenden der CPR

↓

Nachsorge

Sicheres Ablegen der Schutzausrüstung

Nachbesprechung der Wiederbelebung im Team

Zu beachten

- Thoraxkompression/Atemwegseingriffe nur dann, wenn Schutzausrüstung gegen Aerosole angelegt
- Beschränkung der Anzahl der Mitarbeiter im Zimmer/am Bett ➔ Einteilung eines Türhüters

- Abstand zum Patienten halten, wenn nicht unmittelbar an der Versorgung beteiligt
- Bei längerer Herz-Lungen-Wiederbelebung ggf. Einsatz eines mechanischen Thoraxkompressionsgeräts

Besonderheiten bei intubierten Patienten

- Schutz der Helfer durch persönliche Schutzausrüstung mit Schutz gegen Luftpartikel
- Keine Dekonnektion des Beatmungsgeräts zu Beginn der Herz-Lungen-Wiederbelebung
- Schnelle Überprüfung des Beatmungsgeräts zum Ausschluss von Ursachen für den Kreislaufstillstand in diesem Zusammenhang
- Befolgen der lokalen Empfehlungen zur Diskonnektion des Beatmungsgeräts

Besonderheiten bei der Wiederbelebung in Bauchlage bei nicht intubierten Patienten

- Auf Eigenschutz achten und persönliche Schutzausrüstung anlegen
- Patient in Rückenlage drehen
- Fortsetzen mit Thoraxkompression

  ➔ Maßnahmen bei einem innerklinischen Kreislaufstillstand bei Patienten mit bestätigter oder vermuteter COVID-19-Infektion

Besonderheiten bei der Wiederbelebung in Bauchlage bei intubierten Patienten

- Persönliche Schutzausrüstung gegen Luftpartikel anlegen
- Kompression zwischen den Schulterblättern (übliche Tiefe und übliche Geschwindigkeit)
- Drehen des Patienten in Rückenlage, wenn
  - o Kompressionen unwirksam (diastolischer Druck unter 25 mmHg)
  - o Atemwegsprobleme
  - o Andere Probleme, durch die die Wiederherstellung des Kreislaufs verhindert wird
- Zusätzliche Hilfe anfordern und Drehen frühzeitig planen
- Platzierung der Defi-Pads: anterior-posterior oder in den beiden Achselhöhlen

Innerklinische Reanimation – Algorithmus

Maßnahmen während der COVID-19-Pandemie

Besonderheiten bei der Durchführung beachten. Atemkontrolle und Beatmung nur nach speziellen Maßgaben.

Spezielle Verhaltensmaßregeln siehe → Innerklinische Reanimation – COVID-19 S. 103

Um Hilfe rufen

↓

Betroffenen ansprechen, anfassen, leicht an den Schultern rütteln

↓

Prüfen auf Lebenszeichen

↓

Lebenszeichen vorhanden

Reanimationsteam/
Medizinisches Notfallteam rufen
wenn notwendig Equipment holen

↓

Beurteilung nach der ABCDE-Methode (Seite 100) (= airway, breathing, circulation, disability, exposure)

↓

keine Lebenszeichen

Reanimationsteam alarmieren
Equipment holen

↓

Sauerstoffgabe
i. v. Zugang
weitere Kontrolle der Vitalfunktionen
→ Anschluss an einen Überwachungsmonitor wenn möglich

↓

Bei Bedarf Reanimationsteam alarmieren

↓

Kardiopulmonale Reanimation
30:2 Regel (30 Kompressionen: 2 x Atemspende)
wenn möglich Sauerstoffgabe und Atemwegshilfen nutzen
bei Rhythmuskontrolle Helferwechsel bei der Kompression

↓

Den Betroffenen in Rückenlage auf einen harten Untergrund legen, Oberkörper freimachen. Knien Sie dicht an dessen Körper in Schulterhöhe.

↓

Einen Handballen auf Mitte der Brust (entspricht der unteren Hälfte des Brustbeins) auflegen.

↓

Den Handballen der anderen Hand auf den Handrücken der bereits liegenden Hand aufsetzen. Die Finger verschränken und die der unteren Hand hochziehen. Schultern senkrecht über das Brustbein stellen und Ellenbogen durchdrücken. Nur der Handballen der unteren Hand berührt den Oberkörper des Betroffenen.

↓

Das Brustbein nun 30 x 5 bis 6 cm tief eindrücken in einer Frequenz von 100 bis 120 pro Minute und nach jeder Kompression völlig entlasten, ohne den Kontakt zu verlieren.

↓

Legen Sie eine Hand an die Stirn-Haar-Grenze. Neigen Sie den Kopf des Betroffenen nach hinten und heben Sie gleichzeitig das Kinn an. Verschließen Sie mit Zeigefinger und Daumen der am Haaransatz liegenden Hand die Nase des Betroffenen und öffnen Sie leicht dessen Mund.

↓

Atmen Sie normal ein. Setzen Sie Ihren Mund um den Mund des Betroffenen, sodass Ihre Lippen dessen Mund dicht umschließen.

↓

Blasen Sie nun die Luft etwa eine Sekunde lang in den Mund des Betroffenen, sodass sich dessen Brustkorb sichtbar hebt.

↓

Heben Sie Ihren Kopf und blicken Sie auf den Brustkorb des Betroffenen. Fixieren Sie dabei dessen Kopflage und beobachten Sie, ob sich der Brustkorb senkt. Atmen Sie dabei wieder ein und wiederholen Sie die Atemspende.

↓

Unterbrechung für die Atemspende nicht mehr als 10 Sekunden!

↓

Führen Sie die Wiederbelebungsmaßnahmen wie beschrieben fort, und zwar im Wechsel von 30 Herzdruckmassagen und 2 Atemspenden. Unterbrechen Sie nur, wenn der Betroffene sich aktiv zu bewegen beginnt oder die Augen öffnet oder normal atmet oder das Bewusstsein wieder erlangt. Patient dann weiter beobachten und bei Bedarf wieder mit der Reanimation beginnen.

↓ (rechts)

Defipads anlegen
Monitor anschließen

↓

Übergabe an Reanimationsteam oder den Anweisungen des Defibrillators folgen.

↓ (links)

Erweiterte lebensrettende Maßnahmen durch das Reanimationsteam

Innerklinische Reanimation bei einem bewusstlosen Betroffenen – im Detail

Maßnahmen während der COVID-19-Pandemie

Besonderheiten bei der Durchführung beachten. Atemkontrolle und Beatmung nur nach speziellen Maßgaben.

Spezielle Verhaltensmaßregeln siehe → Innerklinische Reanimation – COVID-19 S. 103

Um Hilfe rufen

↓

Betroffenen auf den Rücken legen

↓

Atemwege öffnen und Atmung prüfen:
Nacken überstrecken
Unterkiefer anheben

↓

Prüfung, ob normale Atmung vorliegt. (Dauer maximal 10 Sekunden)
Hebt sich der Thorax?
Hören Sie Atemgeräusche?
Fühlen Sie Ausatemluft an der eigenen Wange?

↓

Ggf. Überprüfen des Kreislaufs
Pulslosigkeit ja oder nein? – Prüfung des Karotispuls
(wenn, dann nur erfahrene Helfer)
Achtung: Wenn keine oder nur zweifelhafte Lebenszeichen vorliegen, sofort Reanimationsmaßnahmen einleiten

↓ Lebenszeichen vorhanden

Verabreichen von Sauerstoff, Überwachungsmonitor

↓

↓ Kreislaufstillstand

Innerklinische Reanimation

↓

Klinische Untersuchung

CPR 30:2

↓

Alarmieren des Reanimationsteams
Reanimationsausrüstung und Defibrillator holen
(Wenn möglich, sollten diese Schritte andere Helfer durchführen, damit die CPR nicht unterbrochen werden muss. Ist nur ein Helfer vor Ort, dann muss dieser kurzfristig den Betroffenen verlassen und die CPR unterbrechen, um die notwendige Unterstützung und das Material zu holen.)

↓

Kompression
Drucktiefe 5 cm, nicht mehr als 6 cm
Frequenz: 100 bis 120 pro Minute
Thorax nach jeder Kompression entlasten, nicht auf die Brust lehnen

↓

Unterbrechungen minimieren

↓

Helferwechsel bei der CPR alle zwei Minuten

↓

Freihalten der Atemwege

↓

Beatmung
Beatmung mit geeigneten Geräten, die vor Ort verfügbar sind
Guedel-Tubus plus Taschenmaske oder
supraglottische Atemwegshilfe oder
Beatmungsbeutel mit Gesichtsmaske
endotracheale Intubation nur bei entsprechender Erfahrung
Kapnografie zur Überprüfung der korrekten Tubuslage und zum Monitoring der Atemfrequenz
Inspirationszeit: 1 Sekunde
Volumen: Brustkorbhebung normal
Wenn möglich, Sauerstoffzugabe

↓

Nach Intubation: Beatmung mit ca. 10 Beatmungshüben pro Minute
keine Unterbrechung der Thoraxkompression mehr

Hyperventilation vermeiden

Defibrillator am Notfallort
Aufbringen der Defibrillatorpads
(keine Unterbrechung der Kompression)
Analyse des Rhythmus (dabei Unterbrechung der Kompression)

Manueller Defibrillator
Herzrhythmus VF/VT →
Defi laden

AED
Anweisungen auf Bildschirm/
Sprachanweisungen folgen

Unterbrechen der Thoraxkompression, wenn Defi geladen
Helfer kein Kontakt zum Betroffenen
Auslösen eines Schocks

Sofort fortfahren mit der CPR

Ausreichend Helfer → parallel i.v. Zugang und Medikamente
vorbereiten

Advanced-Life-Support-Behandlung

Wesentliche Änderungen im Vergleich zu 2010

- Schwerpunkt auf dem Einsatz innerklinischer Notfallteams
- Betonung der Thoraxkompression mit nur minimalen Unterbrechungen (auch bei Defibrillation)
- Anwendung selbsthaftender Defibrillations-Pads
- Betonung der grafischen Kapnografie
- Keine Empfehlung mechanischer Reanimationsgeräte – aber sinnvolle Alternative, wenn Durchführung manueller Kompressionen nicht möglich ist
- Extrakorporale lebensrettende Techniken im Einzelfall bei erfolglosen Standard-ALS-Maßnahmen

Wesentliche Hinweise 2021

- größere Gewissheit, dass Warnsignale vor dem Kreislaufstillstand zu beobachten sind → Kreislaufstillstand wäre häufig vermeidbar
- Priorität weiterhin bei hochwertiger CPR mit minimaler Unterbrechung plus früher Defibrillation
- Intubation erforderlich, dann große Erfahrung notwendig (große Intubationserfahrung verspricht über 95 % Erfolgswahrscheinlichkeit bei 2 Intubationsversuchen
- bei Einsatz von Adrenalin, dieses so schnell wie möglich verwenden, wenn Defibrillation nicht möglich oder nach drei Defibrillationsversuchen

Advanced-Life-Support-Behandlung – Algorithmus

Maßnahmen während der COVID-19-Pandemie

Besonderheiten bei der Durchführung beachten. Atemkontrolle und Beatmung nur nach speziellen Maßgaben.

Spezielle Verhaltensmaßregeln siehe → Innerklinische Reanimation – COVID-19 S. 103

Betroffenen ansprechen, anfassen, leicht an den Schultern rütteln

↓

Keine Reaktion/keine normale Atmung

↓

Reanimationsteam rufen

↓

Herz-Lungen-Wiederbelebung (CPR)
Frequenz: 30:2

↓

Anschluss Defibrillator/EKG-Monitor
möglichst geringe Unterbrechungen der CPR

↓

Einschätzung des EKG-Rhythmus

↓

Defibrillation möglich: Kammerflimmern/ pulslose ventrikuläre Tachykardie

Defibrillation nicht möglich: pulslose elektronische Aktivität Asystolie

Defibrillation:
1 Schock
Achtung: weiterhin Unterbrechungen der CPR minimieren

CPR weitere 2 Minuten durchführen
Unterbrechungen minimieren

Spontankreislauf

Sofort behandeln
ABCDE-Methode
12-Kanal-EKG
Ursächliche Behandlung
Sauerstoffsättigung Zielwert: 94 bis 98 %
Ziel: Normokapnie
Temperaturkontrolle

CPR weitere 2 Minuten durchführen
Unterbrechungen minimieren

Wichtig während der CPR

- Frequenz: 100 bis 120 Kompressionen pro Minute
- Drucktiefe: mindestens 5 cm und maximal 6 cm
- Maximale Entlastung gewährleisten
- Sauerstoffgabe
- Thoraxkompression keine Unterbrechung, sobald gesicherter Atemweg besteht
- Gefäßzugang (i. v. oder intraossär)
- Alle 3 bis 5 Minuten Adrenalin
- Nach dem 3. Schock Amiodaron

Reversible Ursachen – Behandlung

- Hypoxie
- Hypovolämie
- Hypo-/Hyperkaliämie
- Hypo-/Hyperthermie
- Herzbeuteltamponade
- Intoxikation
- Thrombose (kardial / pneumonal)
- Spannungspneumothorax

Advanced-Life-Support-Behandlung

Medikamente und Infusionen

Zugang
Anlage eines peripheren i. v. Zugangs – Unterbrechung der Reanimation für die Anlage eines zentralen Venenkatheters ist zu lang Nach der Verabreichung eines Medikamentes grundsätzlich mit 20 ml Flüssigkeit nachspülen und die betroffene Extremität 10 bis 20 Sekunden hochhalten i. v. Zugang nicht möglich, dann i. o. Injektion

Verabreichung von Medikamenten

Keine Unterbrechung der kardiopulmonalen Reanimation wegen der Medikamentengabe

Vasopressoren

Adrenalin
Grundsätzliches • Empfehlung: Adrenalinverabreichung während der Reanimation • VF / VT ➔ Verabreichung von Adrenalin nach dem 3. Schock • Wiederholung während der kardiopulmonalen Reanimation alle 3 bis 5 Minuten • Wiedereinsetzen des Spontankreislaufs ➔ Aussetzen der Adrenalin-Gabe ➔ Fortfahren der kardiopulmonalen Reanimation ➔ Rhythmuscheck ➔ Bestätigung Kreislaufstillstand ➔ Adrenalin wieder verabreichen
Indikation • Verabreichung bei Kreislaufstillstand jeglicher Ursache • Mittel der Wahl bei Anaphylaxie • Mittel der 2. Wahl bei kardiogenem Schock

Dosierung Initialdosis: 1 mg Adrenalin i. v. / i. o.
CAVE Adrenalin kann bei Spontankreislauf (nach erfolgreicher Reanimation) zu Tachykardie, Myokardischämie, Kammertachykardie, Kammerflimmern führen. Ist eine Behandlung mit Adrenalin z. B. bei hypotensiven Patienten notwendig, Dosis titrieren (laut Leitlinie genügen üblicherweise 50 µg).

Vasopressin
• Keine Verwendung von Vasopressin statt Adrenalin • Bei bereits bestehender Verwendung von Vasopressin kann die Verabreichung weiter erfolgen.

Antiarrhytmika

Amiodaron
Amiodaron-Verabreichung nach 3 Defibrillationsversuchen 1. Dosis: 300 mg intravenös 2. Dosis nach dem 5. Defibrillationsversuch: 150 mg Alternative: Lidocain – Dosis: 100 mg nach 3 Defibrillationen und 50 mg Bolus nach 5 Defibrillationen
Indikation • Therapierefraktäres Kammerflimmern • Pulslose Kammertachykardie • Hämodynamisch stabile Kammertachykardie und andauernde Tachyarrhythmien
Dosierung • 300 mg Amiodaron gelöst in 5 % Glucose – Volumen 20 ml • Wiederholung der Verabreichung mit 150 mg Amiodaron nach dem 5. Defibrillationsversuch

CAVE Auslöser einer Thrombophlebitis bei peripherer Verabreichung ➔ Verabreichung über einen zentralvenösen Katheter ➔ Alternativ: große periphere Vene oder i. o. – Wichtig: gut nachspülen

Lidocain
Indikation • Therapierefraktäres Kammerflimmern • Pulslose Kammertachykardie • WENN Amiodaron nicht verfügbar
Dosierung • Initialdosis: 100 mg (1 bis 1,5 mg/kg Körpergewicht) • Falls erforderlich zusätzlich Bolus von 50 mg
CAVE Gesamtdosis in der 1. Stunde der Anwendung nicht > 3 mg/kg Körpergewicht

Fibrinolytische Therapie

Keine routinemäßige Verwendung während des Kreislaufstillstands

Mögliche Indikation Lungenembolie als Auslöser des Kreislaufstillstands bewiesen oder vermutet.
CAVE Wiederbelebung über 60 bis 90 Minuten fortführen

Infusionen

Volumenersatz (Kristalloide) nur wenn Hypovolämie als Ursache des Kreislaufstillstand sicher oder wahrscheinlich.

Defibrillation mit manuellen Defibrillatoren

Maßnahmen während der COVID-19-Pandemie

Besonderheiten bei der Durchführung beachten. Atemkontrolle und Beatmung nur nach speziellen Maßgaben.

Spezielle Verhaltensmaßregeln siehe → Innerklinische Reanimation – COVID-19 S. 103

Grundsätzlich

- Minimierung der Pausenzeiten bei der Thoraxkompression
- Thoraxkompression auch während des Ladens des Defibrillators
- Unterbrechung der Thoraxkompression während des Defibrillierens maximal 5 Sekunden
- Wenn möglich Einsatz selbstklebender Pads statt manueller Paddles
- Bereitstellung und Anschluss eines Defibrillators – keine Unterbrechung der Thoraxkompression
- Keine Verzögerung der Defibrillation, wenn Gerät bereitsteht und angelegt ist
- Verzögerung nur zur Indikationsstellung und zum Laden des Geräts
- Drei schnelle Schocks nacheinander bei initialem Kammerflimmern oder pulsloser Tachykardie unter Monitoring
- Biphasische Impulsformen sind monophasischen Impulsformen vorzuziehen
- Achtung: Leitlinienempfehlungen von 2015 basieren auf biphasischen Impulsformen – bei Anwendung monophasischer Impulsformen Leitlinie von 2010 weiterhin gültig
- Energie 1. Schock bei biphasischen Impulsverläufen: mindestens 150 J
- Energie 1. Schock bei gepulsten biphasischen Impulsformen: 120 bis 150 J
- Orientierung bei der Schockenergie an den Herstellerempfehlungen

Minimierung der Präschockpause

- Unterbrechung der Thoraxkompression maximal 5 Sekunden
- Fortführung der Thoraxkompression während des Ladens
- Koordination des Reanimationsteams durch einen Teamleader
- Effiziente Kontrolle, dass keine Person bei der Defibrillation Kontakt zum Helfer hat
- Minimieren der Postschockpause durch direkte Wiederaufnahme der Thoraxkompression nach der Schockabgabe

Gebrauch von Sauerstoff während der Defibrillation

CAVE: Brandgefahr durch Funkenschlag (Lichtbogen)
Sicherheitsmaßnahmen:

- Sauerstoffmaske/-brille entfernen und mind. 1 m vom Patienten entfernt halten
- Beatmungsbeutel ohne Rest-PEEP im System
- Beatmungsgerät am Tubus angeschlossen lassen
- Ausschalten des Respirators, wenn dieser nicht genutzt wird

Elektrodenposition

- Kammerarrhythmie und Kreislaufstillstand
- Sternal-apikale Position oder
- Beide Elektroden auf der seitlichen Brustwand (biaxillär) oder
- Elektrode 1 apikal und Elektrode 2 rechter oberer Rücken oder
- Elektrode 1 links präkordial und Elektrode 2 knapp unterhalb des linken Schulterblatts
- Ausrichtung der apikalen Elektrode kraniokaudal

Handlungsempfehlungen bei speziellen Krankheitsbildern und in speziellen Situationen

Thrombose – Lungenembolie

Prävention des Kreislaufstillstands durch Handeln nach dem ABCDE-Konzept

- Hypoxie mit hohem Sauerstoffflow behandeln
- Lungenembolie bei plötzlicher Dyspnoe und gleichzeitigem Fehlen einer Lungenvorerkrankung immer bedenken
- Ausschluss Pneumothorax oder Anaphylaxie
- Ableitung eines 12-Kanal-EKGs
- Ausschluss Koronarsyndrom
- Anzeichen rechtsventrikulärer Belastung suchen
- Hämodynamische Instabilität und Hochrisiko-Lungenembolie identifizieren
- Durchführung einer beidseitigen Echokardiografie
- Antikoagulantientherapie mit Heparin bereits während Diagnostik (80 IE/kgKG i.v. – außer absolute Kontraindikation oder Blutung vorhanden)
- Thrombolyse bei sich schnell verschlechternden Patienten
- Informationen zur Vorgeschichte, prädisponierenden Faktoren, Medikation anfordern

Verhalten bei Kreislaufstillstand

- Pulslose elektrische Aktivität
- Niedrige $etCO_2$-Werte bei guter Thoraxkompression möglich (unspezifisches Zeichen einer Lungenembolie)
- Notfallecho erwägen
- Thrombolytikagabe bei Lungenembolie als vermuteter Ursache des Kreislaufstillstand

Thrombose – Koronarthrombose

Risikominimierung durch kardiovaskuläre Prävention

Symptome
- Brustschmerz vor dem Kreislaufstillstand
- Bekannte KHK
- Initialer Rhythmus: VF, pulslose ventrikuläre Tachykardie
- Nach Reanimation ST-Hebung im 12-Kanal-EKG

Herzbeuteltamponade

- Dekompression des Pericard
- Diagnosesicherung durch POC-Echokardiografie
- Notfallthorakotomie oder ultraschallgeführte Perikardiozentese

Spannungspneumothorax

- Diagnose durch klinische Untersuchung oder Point-of-Care-Ultraschall
- Sofortige Dekompression durch Thorakostomie bei Vermutung eines Spannungspneumothorax
- Nadeldekompression mit längeren nicht knickenden Nadeln durchführen
- Nach der Nadelkompression offene Thorakostomie oder Anlage einer Thoraxdrainage (Expertise notwendig)
- Pneumothoraxdekompression als Behandlungsmaßnahme des Spannungspneumothorax hat Vorrang vor anderen Maßnahmen

Kreislaufstillstand in der Zahnmedizin

Ursachen:
bestehende Komorbiditäten, Komplikationen, allergische Reaktionen

Verhalten/Vorgehen:

- Mundraum überprüfen
- Gerätschaften aus der Mundhöhle entfernen
- Vorsorge gegen Atemwegsobstruktion durch Fremdkörper
- Behandlungsstuhl reklinieren bis in die Horizontale (bei Vasodilation wird so das Herzzeitvolumen wiederhergestellt)
- Hocker o. Ä. unter die Rückenlehne stehlen (Stabilisierung)
- Beginn mit der Thoraxkompression
- Ggf. Über-Kopf-Technik bei der CPR (wenn kein Zugang von der Seite zum Patient möglich ist)
- Notfall-Ausstattung inkl. Beutelmaske müssen sofort verfügbar sein (Ausstattung Behandlungsraum!)

Asthma und COPD

Prävention eines Kreislaufstillstands

- Offene Atemwege sichern
- Lebensbedrohliche Hypocie mit Sauerstoff mit hohem Flow behandeln, danach Sauerstoff bei Asthma auf SpO2 94-98 % und bei COPD auf SpO2 88-92 %
- Atemfrequenz, Einsatz Atemhilfsmuskulatur, ganze Sätze möglich, SpO2, Perkussion und Auskultation beurteilen sowie Rö Thorax
- Hinweise auf Spannungspneumothorax suchen
- Einsatz von Bronchdilatatoren im Vernebler
- Steroidapplikation i. v.
- Asthma bronchiale: Magnesiumsulfat i. v. erwägen
- Ggf. Aminophyllin oder Salbutamol i. v. (Beratung einholen)
- Herzfrequenz und RR beurteilen, EKG-Ableitung
- i.v.-Zugang legen
- Infusion erwägen

Behandlung Kreislaufstillstand

- Applikation von 100 % Sauerstoff
- Beatmung mit phsyiologischer Frequenz (8 bis 10 pro Minute)
- Endotracheale Intubation (bei sicherer Beherrschung der Intubationstechnik)
- Auf Spannungspneumothorax prüfen

- Ggf. manuelle Reduzierung der Überblähung durch Unterbrechung der Überdruckbeatmung und Drücken auf den Thorax
- Infusionen erwägen
- eCPR, wenn manuelle CPR nicht erfolgreich

Schwangerschaft

Verhinderung eines Kreislaufstillstands bei einer Schwangeren mit sich verschlechterndem Zustand

- Frühwarnsystem nutzen
- Systematisches ABCDE-Konzept nutzen
- Patientin linkslateral lagern oder Uterus manuell nach links schieben (Minimieren der aortokavalen Kompression)
- Sauerstoffgabe (gesteuert nach Pulsoxymetrie)
- Bei Anzeichen einer Hypovolämie Flüssigkeitsgabe (Bolus)
- Evaluation, ob verabreichte Medikamente notwendig
- Fachärzte hinzuziehen (Geburtshilfe, Anästhesie, Intensivmedizin, Neonatologie, Pädiatrie)
- Ursachen Kreislaufstillstand ermitteln und behandeln (Blutung, Sepsis …)
- Postpartale Blutungen mit Tranexamsäure i.v. behandeln

Modifikation der lebensrettenden Maßnahmen bei Schwangeren

- Expertenhilfe anfordern
- Basismaßnahmen nach den Leitlinien durchführen
- Gestation über 20. Woche oder Uterus über Nabelniveau: Verlagerung des Uterus nach links (Verhindern Kompressionssyndrom Vena cava) und wenn möglich leichte Lagerung der Betroffenen nach links (Winkel ca. 15 bis 30 Grad)
- Notfallhysterektomie vorbereiten
- Notkaiserschnitt, wenn Reanimationsversuche nach 4 Minuten erfolglos und bereits Gestation über 20. SSW
- Defi-Pads wenn möglich so platzieren, wie üblich – keine veränderten Defi-Einstellungen
- Reversible Ursachen klären und behandeln
- eCPR erwägen, wenn erweiterte Maßnahmen nicht erfolgreich

Teil C:
Sofortmaßnahmen für besondere Ereignisse

Sofortmaßnahmen bei einem Amoklauf

Bewahren Sie Ruhe!

↓

Wenn möglich, sofort die Polizei **(D: 110; A: 133; CH: 117 bzw. überall die 112)** verständigen!

↓

Sollten Personen verletzt sein, lebensrettende Erste-Hilfe-Maßnahmen ergreifen. Eigenschutz beachten!

↓

Ruhe bewahren, damit möglichst keine Panikreaktion bei Tätern und Opfern eintritt!

↓

Fluchtweg für den Täter freihalten, nicht den Helden spielen!

↓

Dem Täter das Gefühl geben, er habe die Situation in der Hand, ihn keinesfalls in die Enge treiben!

↓

Wenn möglich, Personen in geschützte Räume evakuieren.

↓

Wenn notwendig, Evakuierung des Gebäudes veranlassen.

↓

Auf jeden Fall fachliche Unterstützung zur Bearbeitung des traumatischen Ereignisses anfordern (Psychologen, Kriseninterventionsteam) und alle weiteren Maßnahmen besprechen!

Sofortmaßnahmen im Brandfall

Bewahren Sie Ruhe!

↓

Bei Brand oder Rauchentwicklung sofort die Feuerwehr alarmieren bzw. alarmieren lassen **(D: 112; A: 122; CH: 118 / 112)**.

↓

Oberste Priorität hat die Sicherheit des Menschen!
Beachten Sie Ihren Eigenschutz.

↓

Lösen Sie Alarm über den Brandmelder aus.

↓

Ist das Feuer noch im Entstehen, unternehmen Sie sofort erste Löschversuche!

↓

Wichtig:

- Brandrauch ist hochgiftig und tödlich!
- Nur löschen, wenn keine Selbstgefährdung besteht!
- Brennendes Fett oder andere flüssige Brennstoffe nie mit Wasser löschen!
- Bei Gefahr durch elektrischen Strom diesen vor Löschbeginn abschalten!
- Von unten nach oben und von der Seite zur Mitte hin löschen!
- Betreten Sie niemals verqualmte Räume!

↓

Wenn Löschversuche nicht möglich sind: Fenster und Türen des Raumes schließen, wenn dies ohne eigene Gefährdung möglich ist.

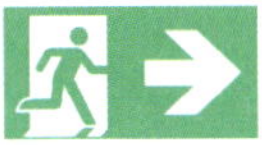

Verlassen Sie das Gebäude. Folgen Sie den gekennzeichneten Fluchtwegen. Hilflose Personen anweisen, mitnehmen und sich sowie diese in Sicherheit bringen.

Keine Aufzüge benutzen!

Suchen Sie einen ungefährlichen Ort bzw. den Sammelplatz auf.

Wenn Sie das Gebäude oder die Wohnung, Etage verlassen müssen, achten Sie darauf, dass keine Personen zurückbleiben!

Bis die Feuerwehr eintrifft, sollten Sie versuchen die Brandausweitung zu erschweren: Tür zum Brandraum feucht halten, um Durchbrand zu verzögern oder zu verhindern!

Brandbekämpfung

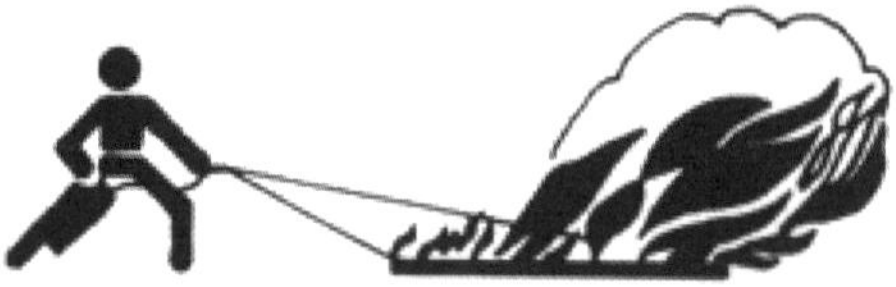	*Feuer in Windrichtung angreifen!*
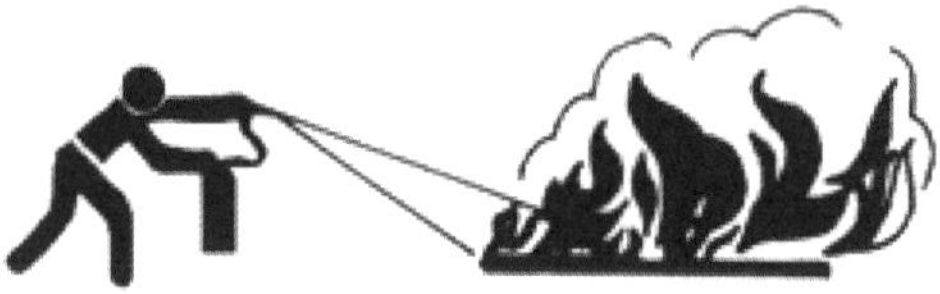	*Flächenbrände vorn beginnend ablöschen!*
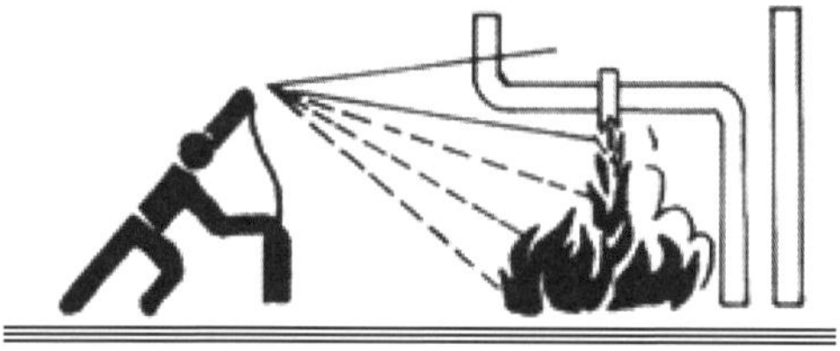	*Aber: Tropf- und Fließbrände von oben nach unten löschen!*
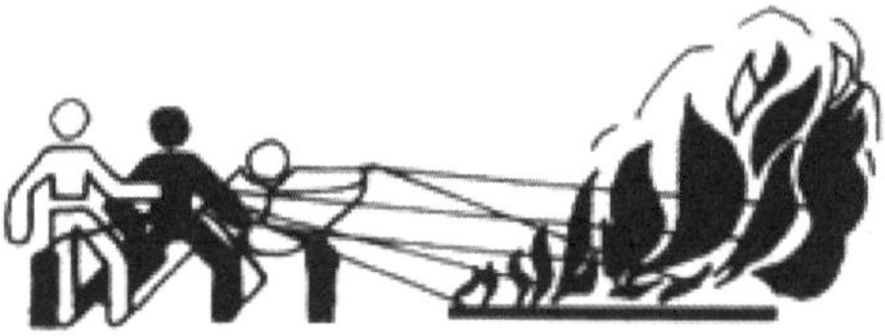	*Genügend Löscher auf einmal einsetzen – nicht nacheinander!*
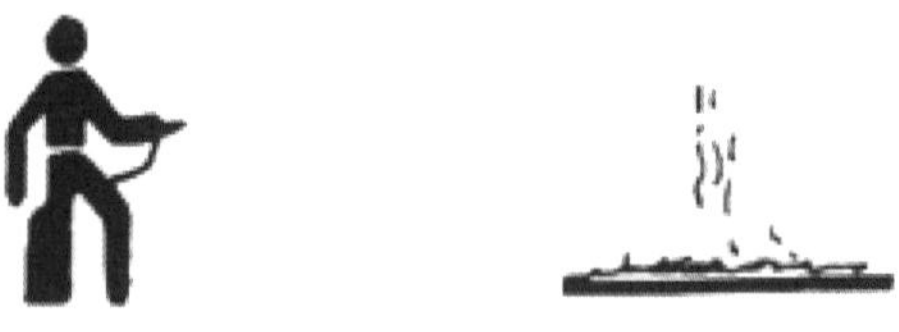	*Vorsicht vor Wiederentzündung!*

Hängen Sie den eingesetzten Löscher nicht wieder auf und lassen Sie ihn neu befüllen.

Hinweise und Tipps zum Brandschutz

- Im Keller: Leicht brennbares, überflüssiges Material entfernen!
- Auf dem Dachboden: Entrümpeln, insbesondere brennbares Material aus allen Ecken oder unter der Dachschräge entfernen!
- Stellen Sie für den Notfall Löschmittel bereit, wie etwa Feuerlöscher, Wasserschlauch, Löschdecke usw.!
- Feuerlöscher regelmäßig warten und prüfen lassen!
- Lernen, Löschgeräte zu bedienen und vorhandene Löschmittel richtig einzusetzen!
- Lassen Sie offenes Feuer oder ähnliche Gefahrenquellen niemals unbeaufsichtigt!
- Prägen Sie sich in Gebäuden die Fluchtwege ein, bevor es zu einem Brand und evtl. Panik kommt!
- Informieren Sie sich, wie im Gefahrenfall das nächste Treppenhaus zu erreichen ist (Fahrstühle dürfen im Brandfall nicht benutzt werden)!
- Informieren Sie sich, wo sich die Feuerlöschgeräte befinden und wie diese zu bedienen sind.

Sofortmaßnahmen bei Chemieunfällen

Bewahren Sie Ruhe!

Bringen Sie Verletzte unter Beachtung Ihres Selbstschutzes aus dem Gefahrenbereich! Benutzen Sie ggf. Schutzhandschuhe, Säureschutzkleidung, Atemschutz usw.

Fordern Sie Hilfe an!

Wichtige Angaben, müssen im Betrieb immer angegeben sein:

	Notruf-Nr.	**Adresse / Zi.-Nr.**
Ersthelfer		
Notarzt		
Feuerwehr		
Giftzentrale		
Augenarzt		
Chirurgische Ambulanz		

Leisten Sie Erste Hilfe!

Leisten Sie Erste Hilfe!

- *Frischluftzufuhr ermöglichen.*
- *Beengende Kleidung öffnen, benetzte Kleidungsstücke entfernen.*
- *Benetzte Haut mit viel Wasser ausspülen.*
- *Wenn Spritzer in die Augen geraten sind, Augen mithilfe einer Augendusche mit Wasser ausspülen (s. Seite 79). Dabei mit Daumen und Zeigefinger Lidspalt offen halten.*
- *Den Verletzten nicht abkühlen lassen.*
- *Wenn möglich, auf eine Unfalltrage oder eine Decke legen und zudecken. Ein Bewusstloser muss in Seitenlage gebracht werden (s. Seite 31 ff.).*

Handeln Sie entsprechend den Erste-Hilfe-Maßnahmen!

Sofortmaßnahmen bei Einsturz eines Gebäudes

Nach dem Einsturz eines Gebäudes oder von Gebäudeteilen entstehen Trümmerbereiche und Einsturzgefahren. Es handelt sich daher immer um eine Gefahrenzone.

Bewahren Sie Ruhe!

↓

Beachten Sie Ihre eigene Sicherheit und die der anderen Menschen. Gehen Sie kein Risiko ein!

↓

Verlassen Sie so schnell wie möglich die Gefahrenzone.

↓

Bleiben Sie in angemessenem Abstand zur Gefahrenzone. Beachten Sie mögliche herunterfallende Trümmer!

↓

Beachten Sie weitere Gefahren wie etwa kaputte Wasser- und Gasleitungen, Stromkabel usw.

↓

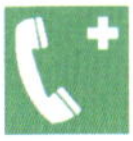

Versichern Sie sich, dass ein Notruf 112 ausgelöst wurde.

↓

Leisten Sie bei Verletzten Erste Hilfe!

↓

Weisen Sie die eintreffenden Helfer auf mögliche Gefahren, wie bspw. kaputte Gasleitungen, hin.

Sofortmaßnahmen bei Gewalt

Beachten Sie Ihren Eigenschutz. Bringen Sie sich nicht unnötig in Gefahr!

↓

Alarmieren Sie sofort die Polizei **(D: 110; A: 133; CH: 117 bzw. überall die 112)**.

↓

Sprechen Sie andere Menschen direkt an, um sie zur Mithilfe zu animieren.

↓

Rufen Sie aus sicherer Entfernung laut in Richtung Täter, dass Sie die Polizei gerufen haben.

↓

Halten Sie flüchtende Täter nicht auf!

↓

Greifen Sie den Täter nicht körperlich oder verbal an!

↓

Halten Sie Abstand!

↓

Merken Sie sich das Aussehen des Täters.

↓

Kümmern Sie sich um das Opfer, bieten Sie ihm eine gewisse Sicherheit, bringen Sie das Opfer an einen sicheren Ort.

↓

Stellen Sie sich als Zeuge zur Verfügung.

Teil D: Regelungen für den Notfall/Notfallmanagement

Notfallorganisation

Sie müssen gemäß Ihrer Gefährdungssituation und Ihren betrieblichen bzw. einrichtungsspezifischen Anforderungen eine entsprechende Notfallorganisation aufbauen. Denken Sie daran, es kann auch Sie treffen!

- Verantwortlichkeiten müssen geregelt sein.
- Ersthelfer müssen ständig verfügbar sein.
- Klare Abläufe und Verfahrensanweisungen bei Notfällen müssen festgelegt sein.
- Meldewege festlegen, auf Alarmplänen bzw. Alarmierungsplänen festhalten und transparent machen.
- Erste-Hilfe-Einrichtungen (Verbandkasten, Sanitätsraum ...) bereitstellen.
- Alarmeinrichtungen müssen vorhanden sein (bspw. Rauchmelder).
- Unterrichten Sie Ihre Mitarbeiter und Kollegen regelmäßig bzgl. Erste-Hilfe-Maßnahmen und Notfallabläufen.

Organisatorische Maßnahmen

Damit eine funktionierende und wirksame Erste Hilfe in Ihrem Unternehmen bzw. Ihrer Einrichtung gewährleistet werden kann, sollte Folgendes organisatorisch und strukturell umgesetzt werden:

- Über die gesamte Arbeitszeit müssen Ersthelfer vor Ort sein.
- Erste-Hilfe-Einrichtungen müssen gekennzeichnet werden wie bspw.:

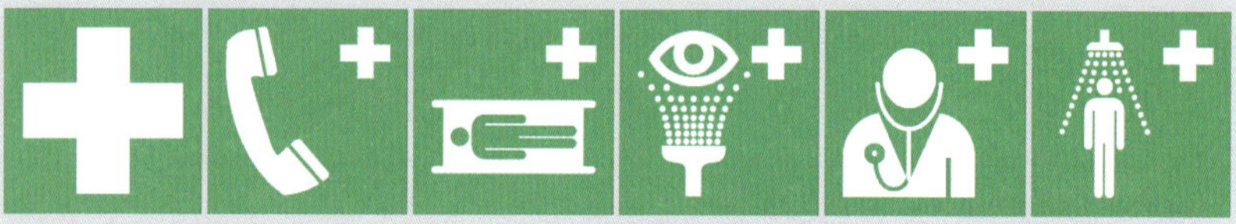

Erste Hilfe | *Notruftelefon* | *Krankentrage* | *Augenspüleinrichtung* | *Arzt* | *Notdusche*

- Schulung der Mitarbeiter bezüglich Erste-Hilfe-Maßnahmen.
- Dokumentation der erfolgten Erste-Hilfe-Maßnahmen.

Hinweis:

Zur Organisation einer Ersten Hilfe ist in Einrichtungen des Gesundheitswesens eine erweiterte Notfallausrüstung vorzuhalten. Es hilft, den Standort dieser Ausrüstung sinnvoll zu planen:

- Leichte Erreichbarkeit
- Notfallwege freihalten, dürfen nicht durch Lagerware o. Ä. zugestellt sein
- Gut sichtbare Kennzeichnung des Standortes
- Kennzeichnung des Standortes sollte aus der Menge der betriebsüblichen Aushänge durch Gestaltung und Farbe herausragen

Alle Mitarbeiter sind über den Aufbewahrungsort bzw. den Standort der Notfallausrüstung zu informieren.

Achten Sie darauf, dass die Notfallausrüstung regelmäßig aufgefüllt und auf ihre Funktionalität geprüft wird. Gerade Sterilmaterial sollte alle 3 bis 4 Monate kontrolliert sowie verfallene Materialien ersetzt und das Datum der nächsten Prüfung notiert werden.

Delegation von Erste-Hilfe-Pflichten

Vor allem in großen Betrieben ist es unumgänglich, einige Erste-Hilfe-Pflichten an geeignete Personen zu delegieren.

In der folgenden Checkliste zur Organisation der Ersten Hilfe ist eine entsprechende Zuordnung (Wer soll welche Aufgaben übernehmen?) bereits berücksichtigt:

Organisation der Ersten Hilfe im Betrieb					
DGUV Vorschrift 1	Was?	Wer?	Bemerkungen	Bis wann?	O. K.
Meldeeinrichtungen und Maßnahmen					
§ 24	Standorte Liste örtlicher Notrufnummern Meldestelle				
Erste-Hilfe-Material					
§ 25	Verbandkästen Sonstiges (Arzneimittel, med. Geräte, Antidots, AED ...) Standorte der Erste-Hilfe-Materialien				
Kennzeichnung					
	Kennzeichnung aller Erste-Hilfe-Einrichtungen				
Unterweisung					
§ 4	Unterweisung vor Aufnahme der Beschäftigung Jährliche Unterweisungen Aushänge				

DGUV Vorschrift 1	Was?	Wer?	Bemerkungen	Bis wann?	O. K.
Dokumentation von Erste-Hilfe-Leistungen					
§ 24	Zuständigkeit Ordner anlegen und führen				
Zahl der Ersthelfer					
§ 26	Benötigte Anzahl				
Ersthelfer Aus- und Fortbildung					
§ 26	Ausbildungsträger Termine Anmeldung				
Sonstiges					
§ 25	Sanitätsräume erforderlich?				
§ 27	Betriebssanitäter erforderlich? – Benötigte Anzahl – Aus- und Fortbildung				
§ 24	Ärztliche Versorgung				
§ 24	Rettungstransport				
	Sonstiges: Bestellung von Informationsmaterial Geplante Aktionen (Plakat, Verteilung der Faltblätter ...)				

Tipp: Sie sollten die übertragenen Aufgaben und Befugnisse schriftlich festhalten.

Erste-Hilfe-Material

In jedem Betrieb ist es notwendig, ausreichendes Erste-Hilfe-Material zur Verfügung zu haben. Art und Menge sowie Aufbewahrungsorte des Erste-Hilfe-Materials richten sich im Rahmen der Gefährdungsbeurteilung nach der Betriebsgröße, den vorhandenen betrieblichen Gefahren, der Ausdehnung und Struktur des Betriebes und der Organisation des betrieblichen Rettungswesens.

Die neue ASR A4.3 konkretisiert die Anforderungen der ArbStättV an Mittel und Einrichtungen zur Ersten Hilfe sowie an Inhalt und Anzahl der bereitzustellenden Verbandkästen (s. Übersicht Seite 143 ff.).

Es gilt: Ein großer Verbandkasten kann auch durch zwei kleine ersetzt werden. Sie sind so zu verteilen, dass sie von ständigen Arbeitsplätzen maximal 100 m bzw. höchstens eine Geschosshöhe entfernt sind.

Darüber hinaus muss der Arbeitgeber prüfen, ob er den Rettungstransport dem öffentlichen Rettungsdienst überlässt oder ob er eigene Rettungstransportkapazitäten bereit stellen muss. Wenn der öffentliche Rettungsdienst seine Aufgabe am Ort des Geschehens durchführen kann, sind keine weiteren Transportmittel bereitzustellen. Wenn dies nicht der Fall ist, also der öffentliche Rettungsdienst keinen Zugang mit einer Krankentrage hat, sind geeignete Transportmittel bereitzustellen (gemäß Gefährdungsbeurteilung). Diese können sein: Rettungstücher, Krankentransport-Hängematten oder Schleifkörbe.

Wenn bei Rettungsmaßnahmen besondere Anforderungen bestehen (z. B. Rettung von Personen von hochgelegenen Arbeitsplätzen, aus tiefen Schächten), müssen Rettungsgeräte gemäß der Gefährdungsbeurteilung bereitgestellt werden. Geeignete Rettungsgeräte können hier sein: Spreizer, Rettungshubgeräte, Schneidgeräte, Abseilgeräte.

Anzahl der notwendigen Verbandkästen

Betriebsart	Zahl der Versicherten	Verbandkasten KLEIN	Verbandkasten GROSS 1)
Verwaltungs- und Handelsbetriebe	1 bis 50 51 bis 300 301 bis 600	1 	 1 2
	für je 300 weitere Versicherte zusätzlich ein großer Verbandkasten		
Herstellungs-, Verarbeitungs- und vergleichbare Betriebe	1 bis 20 21 bis 100 101 bis 200	1 	 1 2
	für je 100 weitere Versicherte zusätzlich ein großer Verbandkasten		
Baustellen und baustellenähnliche Einrichtungen	1 bis 10 11 bis 50 51 bis 100	1 2) 	 1 2
	für je 50 weitere Versicherte zusätzlich ein großer Verbandkasten		

1) = Zwei kleine Verbandkästen ersetzen einen großen Verbandkasten.
2) = Für Tätigkeiten im Außendienst, insbesondere für die Mitführung von Erste-Hilfe-Material in Werkstattwagen und Einsatzfahrzeugen, kann auch der Kraftwagen-Verbandkasten nach DIN 13164 als kleiner Verbandkasten verwendet werden.

In Abhängigkeit von der Gefährdungsbeurteilung können zusätzlich

- medizinische Geräte und sonstige Hilfsmittel (z. B. Sauerstoffmaske, Beatmungsmaske, automatisierter externer Defibrillator etc.)
- Antidote (Gegenmittel bzw. neutralisierende Stoffe bei Vergiftungen)

erforderlich sein.

Erste-Hilfe-Material

Meldeeinrichtungen für den Notruf

An jedem Ort des Betriebes muss es möglich sein, schnellstens die notwendige Hilfe herbeizurufen. Dazu reicht oftmals ein Telefon mit Angabe der Notrufnummern über die der öffentliche Rettungsdienst alarmiert werden kann (§ 25 Abs. 1 DGUV Vorschrift 1).

Abhängig von der Gefährdungsbeurteilung können besondere Notrufmelder erforderlich sein. Es können auch funktechnische Einrichtungen wie Betriebsfunkanlagen eingesetzt werden, sofern stationäre Meldeeinrichtungen nicht möglich sind. Personen-Notsignal-Anlagen können bei Alleinarbeit eingesetzt werden.

Denn insbesondere bei Alleinarbeit kommt den Notrufmöglichkeiten eine erhöhte Bedeutung zu.

Erste-Hilfe-Räume in Betrieben

Neben dem Erste-Hilfe-Material sind in größeren Betrieben Erste-Hilfe-Räume erforderlich. Diese Räume sollen weitergehenden Erste-Hilfe-Maßnahmen dienen. Unabhängig von dem Gewerbszweig, der Art der Tätigkeit und dem betrieblichen Unfallgeschehen müssen

- Betriebe, in denen mehr als 1.000 Versicherte beschäftigt sind,
- Betriebe mit mehr als 100 Versicherten, wenn Art, Schwere und Zahl der Unfälle einen gesonderten Raum für die Erste Hilfe erfordern,
- Baustellen mit mehr als 50 Versicherten

einen Erste-Hilfe-Raum haben (§ 25 Abs. 4 DGUV Vorschrift 1).

Erste-Hilfe-Räume bzw. vergleichbare Einrichtungen sollten gemäß ASR A4.3 im Erdgeschoss eingerichtet werden. Wichtig ist, dass sie mit einer Krankentrage leicht zu erreichen sind. Die Lage der Räume soll so gewählt werden, dass Gefährdungen oder Beeinträchtigungen (durch Lärm, Stäube, Gase etc.) ausgeschlossen sind. In unmittelbarer Nähe des Raumes muss sich eine Toilette befinden. Die Räume müssen mindestens eine Grundfläche von 20 m^2 aufweisen. Stufen im Zugangsbereich sind zu vermeiden (besser: Rampen).

Mindestens ein Waschbecken mit fließendem Wasser (warm oder kalt), ein Kommunikationsmittel (Telefon o. Ä.) sind fest zu installieren. Außerdem ist der Raum gegen Einblick von außen mit einem Sichtschutz zu versehen.

Erste-Hilfe-Räume und vergleichbare Einrichtungen sind nach Anlage 1 Punkt 4 der ASR A1.3 „Sicherheits- und Gesundheitsschutzkennzeichnung" zu kennzeichnen (s. Seite 146).

Kennzeichnung von Erste-Hilfe-Einrichtungen

Alle Erste-Hilfe-Einrichtungen, Materialien und Geräte müssen schnell zu finden sein. Deshalb sind die Einrichtungen und Aufbewahrungsorte zu kennzeichnen.

Eindeutiges Erkennungsmerkmal aller Erste-Hilfe-Einrichtungen ist europaweit ein weißes Symbol auf grünem Grund.

Richtungsangabe für Erste-Hilfe-Einrichtungen
Rettungswege Notausgänge

Richtungsangabe für Erste-Hilfe-Einrichtungen
Rettungswege Notausgänge

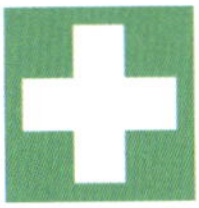

Erste Hilfe

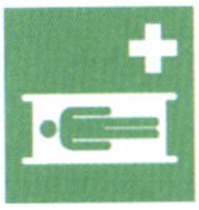

Krankentrage

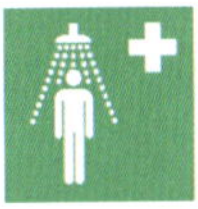

Notdusche

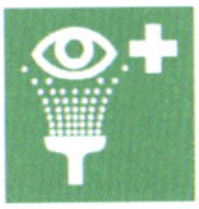

Augenspüleinrichtung

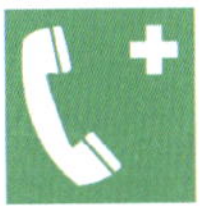

Notruftelefon

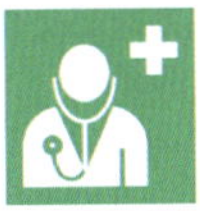

Arzt

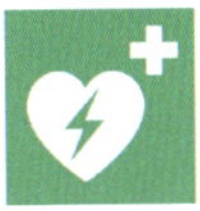

Automatisierter externer Defibrillator (AED)

Unterweisung in Erster Hilfe

Jeder Betriebsangehörige muss regelmäßig – mindestens einmal jährlich – über die Erste-Hilfe-Einrichtungen und das richtige Verhalten bei Unfällen und akuten Erkrankungen im Betrieb unterwiesen werden (§ 4 DGUV Vorschrift 1).

Folgende Fragen sollten in einer Unterweisung zur Ersten Hilfe behandelt werden:

- Welche Kollegen/Personen sind Ersthelfer?
- Wo und wie soll bei einem Unfall der Notruf abgesetzt werden?
- Wem muss ich einen Unfall melden?
- Wo befindet sich Erste-Hilfe-Material?
- Was muss ich bei einem Arbeitsunfall tun?
- Welche Ärzte sind nach einem Arbeitsunfall aufzusuchen?
- Wie und durch wen werden die Erste-Hilfe-Leistungen dokumentiert?
- Welche Pflichten hat jeder in Bezug auf die Erste Hilfe?

Außerdem sollten – falls vorhanden – die Standorte von Betriebssanitätern und Erste-Hilfe-Einrichtungen wie Erste-Hilfe-Raum, Krankentragen, Meldeeinrichtungen besichtigt werden. Wichtige Adressen und Notrufnummern für die Unterweisung enthält auch der Aushang „Erste Hilfe" (DGUV Information 204-001 „Erste Hilfe".).

Betrieblicher Ersthelfer

Grundsätzlich obliegt dem Unternehmer die Auswahl der geeigneten Ersthelfer. Dabei ist zu beachten, dass z. B. auch im Schichtbetrieb und während der Urlaubszeit genügend Ersthelfer anwesend sein müssen. Für die Bestellung gibt es keine Formvorschriften. Sie sollte allerdings schriftlich erfolgen. Sinnvoll wäre es außerdem, einen entsprechenden Vermerk in die Personalakte bzw. als Ergänzung zum Arbeitsvertrag aufzunehmen.

Jeder Arbeitnehmer kann Ersthelfer werden, bei dem nicht gravierende körperliche oder psychische Gründe dagegensprechen. Denkbar wären z. B. Sicherheitsfachkräfte bzw. Sicherheitsbeauftragte.

Ersthelfer kann aber nur sein, wer in Erster Hilfe ausgebildet ist. Mindestanzahl der Ersthelfer im Betrieb (§ 26 DGUV Vorschrift 1):

- Von 2 bis zu 20 anwesenden Versicherten 1 Ersthelfer
- Bei mehr als 20 anwesenden Versicherten in Verwaltungs- und Handelsbetrieben 5 % der Anzahl der anwesenden Versicherten, in sonstigen Betrieben 10 % der anwesenden Versicherten, in Kindertageseinrichtungen 1 Ersthelfer je Kindergruppe, in Hochschulen 10 % der Versicherten nach § 2 Absatz 1 Nummer 1 SGB VII.

Die Ausbildung zum Ersthelfer besteht aus dem Erste-Hilfe-Lehrgang (9 Unterrichtseinheiten).

Um Ersthelfer zu bleiben, ist eine Fortbildung spätestens alle 2 Jahre durch das sog. Erste-Hilfe-Training (9 Unterrichtseinheiten) erforderlich.

Beide Lehrgänge können nur durch speziell dazu ermächtigte Stellen durchgeführt werden. Neben den 5 Hilfsorganisationen enthält die Liste der ermächtigten Stellen weitere Anbieter von Erste-Hilfe-Ausbildungen für Betriebe (§ 26 Abs. 2 DGUV Vorschrift 1).

Die Teilnahmegebühren für den Erste-Hilfe-Lehrgang und das Erste-Hilfe-Training tragen die Unfallversicherungsträger. Die Ausbildungsträger rechnen direkt mit den Unfallversicherungsträgern ab. Die restlichen Kosten (z. B. Entgeltfortzahlung, Fahrkosten) trägt der Unternehmer.

Anmeldeverfahren

In der Regel meldet der Unternehmer die zukünftigen Ersthelfer zur Ausbildung bei einer ermächtigten Stelle an. Dazu leitet er das ausgefüllte Anmeldeformular zur verbindlichen Anmeldung an die Ausbildungsstelle weiter.

Nach erfolgreicher Teilnahme am Ersthelferlehrgang muss der Unternehmer den Beschäftigten als Ersthelfer im Betrieb benennen.

Es bietet sich an, z. B. durch Verleihung einer Ernennungsurkunde auf diese besondere Funktion deutlich hinzuweisen.

Betriebssanitäter

Gegenüber dem Ersthelfer liegt die Aufgabe des umfangreicher ausgebildeten Betriebssanitäters in der erweiterten Ersten Hilfe. Neben den grundlegenden Maßnahmen der Ersten Hilfe beherrscht er auch den Einsatz und die Verwendung von Geräten, z. B. Beatmungsbeutel, Sekretabsaugpumpe und Sauerstoffbehandlungsgerät.

Die Ausbildung zum Betriebssanitäter umfasst einen 63-stündigen Grundlehrgang mit anschließendem 32-stündigem Aufbaulehrgang für den betrieblichen Sanitätsdienst bei speziell dazu geeigneten Stellen. Anschließend ist spätestens alle 3 Jahre eine Fortbildung erforderlich.

Mindestens ein Betriebssanitäter ist erforderlich in Betrieben (§ 27 DGUV Vorschrift 1) mit

- mehr als 1500 anwesenden Versicherten,
- mehr als 250 anwesenden Versicherten, wenn Art, Schwere und Zahl der Unfälle dies erfordern,
- mehr als 100 anwesenden Versicherten auf Baustellen.

Betriebsarzt

Der wichtigste Ansprechpartner bei der Planung und Umsetzung von Erste-Hilfe-Maßnahmen im Unternehmen ist der Betriebsarzt. Die Beratung und Mitwirkung bei der Organisation der Ersten Hilfe gehört zu seinen gesetzlich festgelegten Aufgaben (§ 3 Arbeitssicherheitsgesetz – ASiG). Insbesondere ist der Betriebsarzt zuständig für

- Rettungsmittel,
- Meldeeinrichtungen,
- Erste-Hilfe-Material,
- Sanitätsräume,
- die Zahl der auszubildenden Ersthelfer sowie
- Betriebssanitäter.

Bei der Auswahl der Ersthelfer wirkt der Betriebsarzt mit. Zu den Aufgaben des Betriebsarztes gehört es ferner, bei Unfällen und vor allem Notfällen im Betrieb Verletzten und Erkrankten ärztliche Erstversorgung zu leisten.

Ärztliche Versorgung

Für die Vorstellung beim Arzt oder im Krankenhaus bestehen je nach Art, Schwere und Umfang der Verletzung folgende Möglichkeiten (§ 24 Abs. 4 DGUV Vorschrift 1):

- Vorstellung beim Arzt (z. B. Hausarzt oder Betriebsarzt),
- Vorstellung beim berufsgenossenschaftlich zugelassenen D-Arzt (Durchgangsarztverfahren),
- Vorstellung im berufsgenossenschaftlich bezeichneten Krankenhaus (z. B. Klinik für besondere Verletzungsarten),
- Vorstellung beim Augen- oder Hals-Nasen-Ohrenarzt.

Die Anschriften von Durchgangsärzten sind in den Datenbanken der Landesverbände der gewerblichen Berufsgenossenschaften zu finden.

Dokumentation von Erste-Hilfe-Leistungen

Jede Erste-Hilfe-Leistung muss aufgezeichnet werden. Dies gilt bereits für kleinste Unfälle.

Zur Dokumentation kann der Meldeblock oder auch das Formular „Dokumentationsbogen für Erste-Hilfe-Leistungen" verwendet werden.

Diese Aufzeichnungen müssen mind. 5 Jahre aufbewahrt werden (§ 24 Abs. 6 DGUV Vorschrift 1).

Die Dokumentation der Ersten-Hilfe-Leistung ist für alle Mitarbeiter wichtig, wenn es um die Anerkennung von Arbeitsunfällen geht. Dann stellt die Dokumentation den Nachweis dar.

Teil E:
Handlungs- und Arbeitshilfen

Verhalten im Notfall

Regeln:

1. RUHE BEWAHREN!
- Die Situation erkennen, überlegt vorgehen!

2. EIGENSCHUTZ BERÜCKSICHTIGEN!
- Die Unfallstelle absichern!
- Begeben Sie sich nicht selbst in Gefahr!

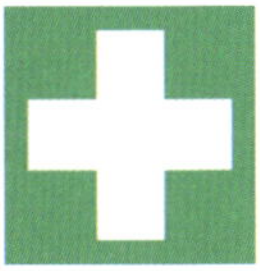

3. LEBEN RETTEN!
- Leisten Sie Erste Hilfe!
- Betreuen Sie den Betroffenen, bleiben Sie bei ihm!
- Beachten Sie Ihren Eigenschutz! Handschuhe benutzen!

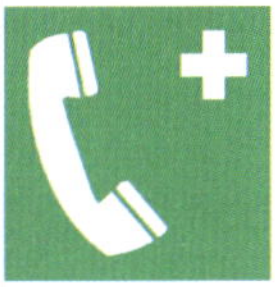

4. NOTRUF:
RETTUNGSDIENST ALARMIEREN!
- Wo ist es passiert?
- Was ist passiert?
- Wie viele Verletzte/Kranke?
- Welche Art von Verletzungen/Erkrankungen?
- Warten auf Rückfragen!

Verhalten im Brandfall

Regeln:

- Ruhe bewahren!
- Selbstschutz vor Objektschutz!
- Menschenrettung vor Brandbekämpfung!

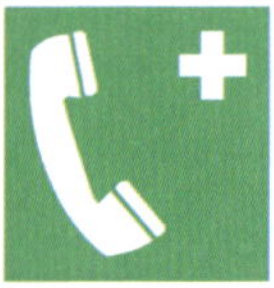

1. ALARMIEREN

- Wo brennt es?
- Was brennt?
- Sind Menschen in Gefahr? Wie viele?
- Wer meldet?

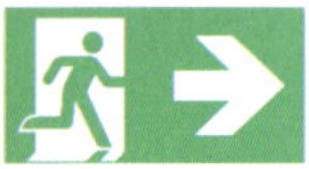

2. RETTEN

- Türen und Fenster schließen!
- Aufzüge nicht benutzen!
- Behinderten, hilflosen Menschen helfen!
- Gekennzeichnete Fluchtwege benutzen!
- Stark verqualmte Räume gebückt/kriechend verlassen!

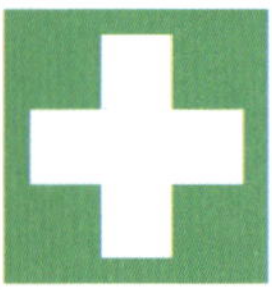

3. ERSTE HILFE

- Verletzte versorgen, Leben retten!
- Ersthelfer informieren!

4. LÖSCHEN

- Brand bekämpfen mit nächstem Feuerlöscher oder Löschdecke (sofern eigene Sicherheit nicht gefährdet)!
- Sicherheitsbeauftragten bzw. Ersthelfer informieren (wenn vorhanden)!

Dokumentation von Erste-Hilfe-Leistungen (§ 24 Abs. 6 DGUV Vorschrift 1 „Grundsätze der Prävention“)
Angaben zum Hergang des Unfalls bzw. des Gesundheitsschadens
Name der/des Verletzten bzw. Erkrankten
Datum/Uhrzeit
Abteilung/Arbeitsbereich
Hergang
Art und Umfang der Verletzung/Erkrankung
Name der Zeugen
Erste-Hilfe-Leistungen
Datum/Uhrzeit
Art und Weise der Maßnahmen
Name des Erste-Hilfe-Leistenden

Notfall-Verantwortliche

Befüllen Sie bitte folgende Felder mit **Namen und Telefonnummer**:

Rettungsleitstelle: ____________________

____

Ersthelfer/-in(nen): ____________________

____

____

Betriebssanitäter/-in: ____________________

____

Erste-Hilfe-Material: ____________________

____

Sanitätsraum: ____________________

Zuständiger Arzt: ____________________

Sonstiges:

__________: ____________________

__________: ____________________

(Name der Einrichtung)	**Betriebsanweisung** **Automatisierter externer Defibrillator (AED)**	Stand:
Arbeitsbereich:	Arbeitsplatz: Tätigkeit:	

ANWENDUNGSBEREICH

Diese Betriebsanweisung gilt für die Anwendung eines automatisierten externen Defibrillators (AED) im Rahmen der Wiederbelebung bei festgestelltem Herzkreislaufstillstand (bewusstlos, keine normale Atmung).

GEFAHREN FÜR MENSCH UND UMWELT

- AED geben bei Kammerflimmern über zwei Klebeelektroden einen Elektroschock in Höhe von meist mehr als 1000 Volt Spannung und 10 Ampere Stromstärke in sehr kurzer Zeit (ca. 5 bis 20 Millisekunden) ab.
- Bei unsachgemäßer Bedienung des AED kann es durch Kontakt oder leitende Verbindung zu den Klebeelektroden zu Stromunfällen kommen.
- AED sind in der Regel nicht explosionsgeschützt ausgeführt.
- AED können zu falschen Analyseergebnissen kommen, wenn die Analyse von außen gestört wird (z. B. starke elektromagnetische Felder).

SCHUTZMASSNAHMEN UND VERHALTENSREGELN

- Anwendung nur durch eingewiesene und geschulte Mitarbeiter.
- Anwendung des AED nur bei festgestelltem Herzkreislaufstillstand.
- Anweisungen des AED nach dem Einschalten beachten und befolgen.
- Starke Brustbehaarung entfernen.
- Elektroden an vorgesehener Stelle fest aufkleben (ggf. Medikamentenpflaster entfernen).
- Während der Analyse der Herzströme durch den AED Patienten nicht berühren.
- Bei Schockabgabe Patienten nicht berühren.
- Keine Anwendung des AED in explosionsgefährdeter Umgebung.
- Bei Nässe Patienten auf trockene Unterlage legen.

VERHALTEN BEI STÖRUNGEN

- Bei jeglichen Störungen umgehend Gerätebeauftragten (Herr / Frau ________________) informieren.
- Bei Störungen während des Einsatzes Gerät aus- und nochmals einschalten.
- Bei anhaltenden Störungen während des Einsatzes Wiederbelebung unbedingt fortsetzen und Gerät nicht weiter verwenden.

ERSTE HILFE

- Eigenschutz beachten.
- Ruhe bewahren und Vitalfunktionen kontrollieren.
- Ersthelfer heranziehen und wenn nötig Wiederbelebung beginnen.
- Notruf absetzen: 112 und Unfall melden.

INSTANDHALTUNG / ENTSORGUNG

- Klebeelektroden nach Einmalgebrauch oder nach Verfalldatum im Hausmüll entsorgen bzw. austauschen.
- Batterie nach Verbrauch bzw. Ablauf fachgerecht entsorgen und ersetzen.
- AED nach Vorschrift regelmäßig warten bzw. prüfen lassen.
- Einsatzbereitschaft und Funktionsfähigkeit des AED regelmäßig kontrollieren.
- Nach Einsatz des AED Sichtkontrolle durchführen.

erstellt durch: ________________ / freigegeben durch: ________________

Giftinformationszentren in Deutschland, in der Schweiz und in Österreich (Stand 2021)

Berlin/Brandenburg Giftnotruf der Charité – Universitätsmedizin Berlin CBF, Haus VIII (Wirtschaftgebäude), UG Hindenburgdamm 30 12203 Berlin **Telefon: 030/19240**	**Göttingen** Giftinformationszentrum Nord Robert-Koch-Straße 40 37075 Göttingen **Telefon: 0551-19 240**
Bonn Informationszentrale gegen Vergiftungen Klinik und Poliklinik für Allgemeine Pädiatrie Zentrum für Kinderheilkunde, Universitätsklinikum Bonn Gebäude 30, ELKI (Eltern-Kind-Zentrum) Venusberg-Campus 1 53127 Bonn **Telefon: 0228-19 240**	**Homburg (Saar)** Dienst zum 31. März 2021 beendet. Anfragen aus dem Saarland an das Giftinformationszentrum Mainz richten.
Erfurt Gemeinsames Giftinformationszentrum der Länder Mecklenburg-Vorpommern, Sachsen, Sachsen-Anhalt und Thüringen c/o HELIOS Klinikum Erfurt Nordhäuser Straße 74 99089 Erfurt **Telefon: 0361-730 730**	**Mainz** II. Medizinische Klinik und Poliklinik der Universität Langenbeckstraße 1 55131 Mainz **Telefon: 06131-19 240**
Freiburg Universitätsklinikum Freiburg Zentrum für Kinder- und Jugendmedizin Breisacher Str. 86b 79110 Freiburg **Telefon: 0761-19 240**	**München** II. Medizinische Klinik rechts der Isar Ismaninger Str. 22 81675 München **Telefon: 089-19 240**
Österreich – WIEN Vergiftungsinformationszentrale Wien Stubenring 6 1010 Wien **Telefon: +43-1-406 43 43**	**Schweiz – ZÜRICH** Schweizerisches Toxikologisches Informationszentrum Freiestrasse 16 8028 Zürich **Notfallnummer: 145**

SICHERHEITSANWEISUNG

Alkoholkonsum im Unternehmen

1. Gefahren

- Organische Schäden von Herz, Leber, Magen und Magenschleimhaut, Bauchspeicheldrüse, Darm, Muskeln, Sexualorganen, Nerven, Gehirn
- Psychische Schäden, u.a. verminderte Kritikfähigkeit, Antriebslosigkeit, Kontaktarmut, Depression, Aggression, Wahnideen, erhöhte Selbstmordgefahr
- Unfälle durch verringertes Reaktionsvermögen bei medizinischen und pflegerischen Handlungen, im Straßenverkehr etc.

2. Schutzmaßnahmen und Verhaltensregeln

Gestaltung des Umfeldes

- Kantinen und Pausenräume „alkoholfeindlich" gestalten und einrichten (z.B. Bistrocharakter statt rustikaler Holzbänke)
- Die Speisekarte überdenken: Anders als Schweinshaxen, Frikadellen und andere deftige Gerichte vermindert eine Speisekarte mit viel frischem Salat und Gemüse das Bedürfnis nach Alkohol auf natürliche Weise
- Keine alkoholischen Getränke in Kantinen anbieten. Statt dessen neben Mineralwasser, Tee und Kaffee auch eine größere Auswahl an durstlöschenden Fruchtsäften, Saftschorlen und Limonaden zur Verfügung halten
- In Getränkeautomaten keine alkoholischen Getränke anbieten. Achtung: Ungeachtet des Namens enthält alkoholfreies Bier einen Anteil Restalkohol
- Sofern private Kühlgeräte erlaubt sind, diese nur an übersichtlichen und möglichst stark frequentierten Stellen aufstellen. Grund: Private Kühlschränke laden ein zur heimlichen Bevorratung größerer Alkoholmengen. Alkoholanfälligen Mitarbeitern soll es erschwert werden, sich hemmungslos zu bedienen

Betriebsfeiern und Tagungen

- Vorgesetzte sollten stets mit gutem Beispiel vorangehen und im Betrieb grundsätzlich keinen Alkohol trinken – am besten auch nicht auf Betriebsfeiern
- Auf internen Konferenzen und Tagungen Alkohol nur auf Nachfrage reichen (und nicht schon von Beginn an zur freien Verfügung auf den Tisch stellen)
- Betriebsfeiern nicht als Anlass zum maßlosen Betrinken missverstehen; hier sollte der soziale Aspekt, d. h. das gemütliche Zusammensein im Kollegenkreis im Vordergrund stehen
- Auf Betriebsfeiern sollten alkoholische Getränke – wenn überhaupt – nur in eingeschränkter Menge angeboten werden
- Kommunizieren Sie deutlich den zeitlichen Beginn und das Ende von Betriebsfeiern
- Wird auf Betriebsfeiern Alkohol getrunken, sollte die Firmenleitung für einen gesicherten Heimtransport der (alkoholisierten) Mitarbeiter sorgen (z. B. durch Sammeltaxis, Kleinbusse, o.ä.)
- Betriebsfeiern und Firmenfeste sollten nicht zu häufig stattfinden

Die Herausgeber

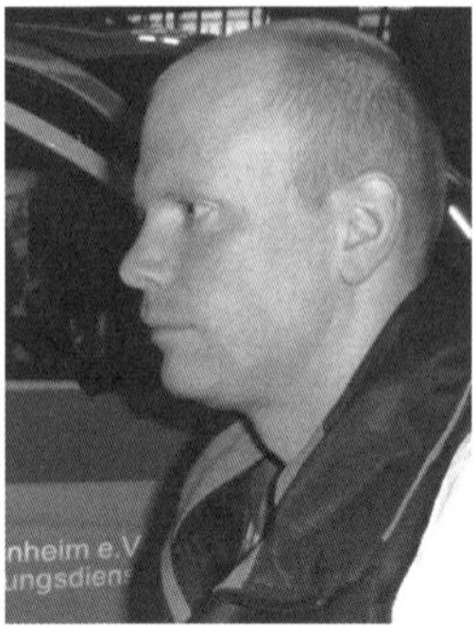

Dr. med. Daniel Schmitz-Buchholz, M. A.

Jahrgang 1976, studierte Medizin, Psychologie und Angewandte Ethik in Gesundheits- und Sozialsystemen in Freiburg und den USA.

Er ist seit 2006 als Notarzt und in der notfallmedizinischen Ausbildung von Studenten und Notärzten sowie als Buchautor im Bereich der Notfallmedizin tätig.

Von Oktober 2012 bis Dezember 2016 war er in der Abteilung Anästhesie, Schmerztherapie und OP-Management der HELIOS Klinik Titisee-Neustadt tätig, ab 2014 als Chefarzt dieser Abteilung. Seit Januar 2017 arbeitet Dr. Schmitz-Buchholz in einer überörtlichen Praxis im Bereich Anästhesie und Schmerzmedizin.

Daniel Schmitz-Buchholz lebt in Freiburg.

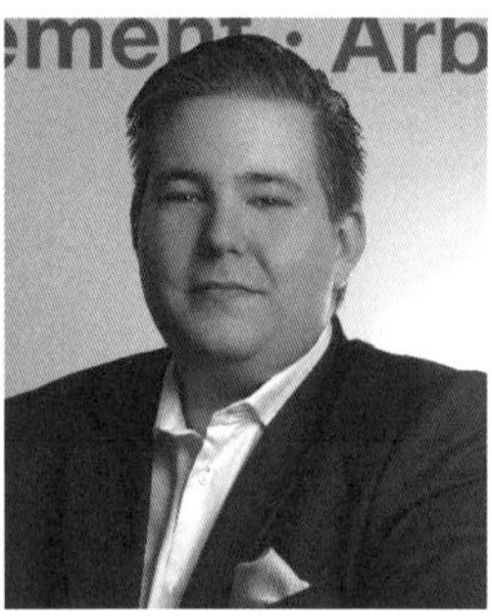

Jan C. Behmann

ist Geschäftsführer und Gründer der medicteach GmbH (www.medicteach.de) in Frankfurt am Main. Mit seinen Mitarbeiterinnen und Mitarbeitern bietet er unter der Marke „medicteach – The Emergency Manager." europaweit Dienstleistungen in den Bereichen Notfallmanagement, Erste Hilfe, Arbeitssicherheit, Arbeitsmedizin und Brandschutz an.

Mehr als zehn Jahre war er als Einsatzkraft in verschiedenen Funktionen im Rettungs- und Sanitätsdienst tätig. Seit 2004 wirkt er als Dozent für verschiedene Auftraggeber. Als Autor publiziert Jan C. Behmann deutschlandweit.

Unter dem Slogan „Lieb sein hilft!" startete er eine Initiative für die bessere psychische Betreuung aller Patienten und Notfallbeteiligten.

Er lebt in Frankfurt am Main und Berlin.

Stichwortverzeichnis